JN304626

なくせじん肺

日鉄鉱業との35年の闘い

西日本石炭じん肺弁護団編

海鳥社

闘いの教訓を学び、生かそう

自由法曹団団長　篠原　義仁

日鉄鉱業との三十五年の闘いは、長い。

しかし、感動的な闘いの連続となっている。

多くの公害裁判がそうであったように、じん肺裁判も、被害者の完全救済と職業病の根絶を掲げて取り組まれ、その基本に「企業と国との加害責任の明確化」と「被害の実体に見合った損害論の構築」を置いて追求された。

現場主義、現地主義を基礎にして「加害と被害の全面把握」の活動がつづけられた。じん肺闘争は、その徹底的実践に支えられた。

一審勝利判決後の高裁・高石判決は、被害実態に背を向けて、形式的に法律を適用し、原告側が予期しなかった時効による大量の患者の切り捨てと低額賠償を言渡した。

しかし、最高裁では、最高裁弁論を開かせ、裁判官の一人ひとりの心に響く七人の弁論を展開し、重い扉を開くことに成功した。

集団的討議に基づく工夫した弁論で、最高裁を大きく動かしていった経緯は感動的である。

原告団、弁護団、支援団体の力強い「三者の団結」は、のちにつづく裁判闘争への確かな教訓となっている。

会社の妨害をはねのけて、原告団を結成して提訴に踏みきった経験、地元はもとより、首都東京での支援の運動作り、「なくせじん肺、全国キャラバン」に象徴される全国展開の活動は、めざましい奮闘と労苦の結晶であり、のちに伝えるべき貴重な実践となっている。

被害者は、被害者を守り労働現場の安全確保に万全を尽すべき労働省（厚生労働省）が、その本来の任務を全うしていれば、あえて裁判に起ち上がる必要はない。

被害者は、加害企業が、職業病・じん肺の発生防止義務を尽し、被害者への救済対策に万全を期していれば、好んで裁判に起ち上がる必要はない。

しかし、行政も加害企業も、被害者に手をさしのべなかった。

被害者は、自らの生命と健康、じん肺の予防のためには、自らが裁判闘争に起ち上がるしかないと自覚し、長期に及ぶ裁判闘争に起ち上がった。

そして、弁護団、支援団体の圧倒的支援の下に日鉄鉱業を正面に見すえて闘い抜いた。

長崎の被害者の決起が、紆余曲折はあったものの、全国各地の被害者の決起を促し、四十もの判決、決定をかちとり、とりわけ国の責任については「行政の規制権限不行使の不作為」についての違法性を認めさせ、被害者の前に厚い壁となっていた「時効論」を乗り越え、損害についても低額賠償を打破して、被害実態に見合った適切な賠償額をかちとるに至った。

三十五年は長く、そして苦しい闘いだったはずである。しかし、その到達点と闘いの教訓は、今後につづく闘い、とりわけ、弁護団の活動にとって多くの示唆（財産）を提供している。

私たちが、この闘いに学び、今、眼前に提起されている、さまざまな裁判闘争に生かしていく意義は大きい。この闘いには、大衆的裁判闘争の教訓が凝縮されている。

はじめに

日鉄鉱業が経営する炭鉱で石炭を掘って働き、そして職業病のじん肺に罹患した被害者たちは、「俺たちはボロ雑巾とは違う」、「俺たちはボタじゃない」と、日鉄鉱業からの補償を求めて一九七九（昭和五十四）年に長崎北松《ほくしょう》じん肺訴訟に取り組み始めました。以後、日鉄鉱業に対する裁判は、筑豊じん肺訴訟、伊王島じん肺訴訟、日鉄松尾じん肺訴訟、岩手じん肺訴訟、日鉄鉱業じん肺全国訴訟、西日本石炭じん肺訴訟と続き、この三十五年の間に、日鉄鉱業の安全配慮義務違反を認める判決や決定は四十という多数に上っています。

被害者たちは、どのような思いから、なにを求めてこの訴訟に取り組むようになったのでしょうか。

この間、被害者たちは、じん肺訴訟の頂点に立つ北松じん肺最高裁判決（一九九四年一月二十二日）と筑豊じん肺最高裁判決（二〇〇四年四月二十七日）の二つの勝訴判決を得ました。その結果、損害賠償額についての判断を引き出してじん肺被害における慰謝料・損害賠償額の基準を示させ、発症に長期を要する疾患についての適正な時効起算点についての判断を示させ、行政の規制権限不行使という国の不作為についての違法性を認めさせるという、極めて画期的な三点を確立してきました。これは、損害賠償請求についての訴訟の常識を大きく覆す、歴史的な勝利でした。

被害者たちは、どのようにしてこのような裁判闘争を三十五年もの長きにわたって続けてくることができたのでしょうか。

本書は、こうした点に答えていくために、長年にわたって日鉄じん肺訴訟と関わってきた被害者と弁護士、支援関係者が分担をしてまとめたその回答の書です。いま、被害救済を求めて訴訟に臨んでいる、あるいは臨もうとしている方々や、弁護士、支援の方々に勇気を与え、また、これから法律家となろうとする修習生や大学で法律を学ぶ方々には希望の灯となる一書となると思います。どうか一度手に取り、目を通していただければ幸甚です。

二〇一四年九月

ブックレット編集委員一同

なくせじん肺◉目次

三十五年訴訟は
こうして始まった

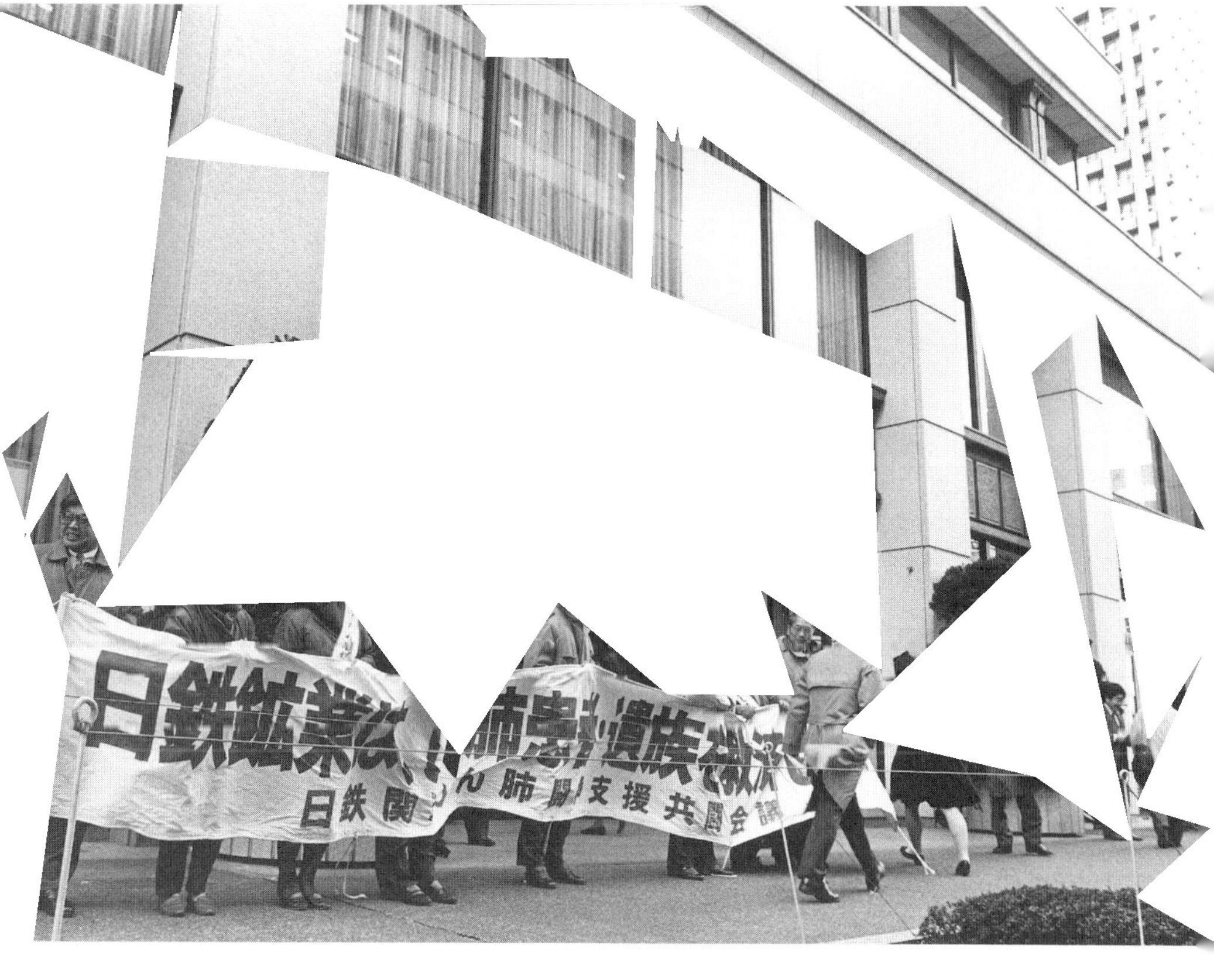

じん肺とは

じん肺は、吸い込んだ粉じんが気管支や肺を侵して呼吸ができなくなる職業病です。古くから「ヨロケ」とか「山弱り」とか呼ばれ、鉱山労働者に恐れられていました。

肺は、人間の生命維持に不可欠なガス交換を行う器官ですが、呼吸を通して、粉じんやガス、PM2・5（微粒子状物質）などを含む外気に絶えずさらされています。外気の影響を受けやすいため、その分、幾重にも防御策が施されています。

まず、空気の取り入れ口の一つ、鼻には鼻毛があって異物を濾過《ろか》する役目を果たします。鼻毛をすり抜けて異物が気管支などに吸い込まれると、痰として外に出したり、リンパの流れに乗せて排出したり、マクロファージという細胞が異物を取り込んで無害化しようと封じ込めたりします。

しかし、あまりにも大量の粉じんを吸入し続けると、空気の通り道である気管支などが傷つけられ、常に炎症を起こしたような状態になります。リンパの流れに乗ったはずの粉じんは流れきれずにリンパ節に滞留し、細胞は線維化して結節を作り、肺の最小単位の肺胞が破壊されてしまいます。すると、新鮮な空気を取り込んでいた肺そのものも固くなって膨らまなくなるだけでなく、肺胞が破壊されているためにガス交換もできなくなっていくのです。粉じんにより肺に形成された結節は、進行性、不可逆性で、治癒することはありません。

じん肺は、最初は、風邪にしては長引く咳や痰で症状を自覚できるにすぎません。しかし次第に、身体のだるさ、呼吸困難を認識するようになります。そして進行すると、ちょっとした動作でも息苦しくなり、酸素吸入なしでは生活できなくなって、ついには呼吸困難に苦しみながら死を迎える悲惨な病気です。

炭鉱は、多くの場合、地中に採炭現場を設定して、一定の機械を使って石炭を掘り出します。現代では個人が単独で採掘することはできず、鉱業権や掘削機械類を有する雇用主が、莫大な資本力を背景に人力に頼るべき部分に労働者を投入し、利益を上げてきました。

雇用主は、利益を上げるために経費を抑えようとします。そこで抑えられるのが労働者への安全配慮コストです。粉じん抑制のための撒水などの設備を整えなかったり、規格に合格していない廉価なマスクを支給したり、総労働時間を減らさないよう安全教育などを行わなかったりという方法で、企業は利潤増を図ったのでした。そしてその結果生まれた病が、じん肺なのです。

じん肺は職業病ですから、じん肺法の定義に従って、管理区分の決定が行われます。じん肺所見のない管理1から、軽い順に管理2、管理3イ、管理3ロ、管理4となっていて、合併症を伴う管理2以上の人は労災認定され、療養費が支払われます。しかし、破壊された肺は元に戻ることはありません。息苦しさに耐えながら、辛い療養生活が続くのです。

本来労働は、人の能力を高め、豊かな生活を生み出す積極的な営みです。ところが、その労働に従事したために大量の粉じんを吸入し、さらに自らを守ろうとする生体防御反応によって自らの肺を侵してしまう背理……じん肺とはこんな悲しい病気でもあります。しかし、労働者を粉じんから守ろうとする気があれば防げる病気なのです。企業が労働者の健康に留意し、コストを惜しまず防じん対策を尽くせば、こんな悲惨な病気になることはないのです。

じん肺訴訟は、利益優先で使い捨てにされた労働者が、その人間性を回復し、再び同じ被害を繰り返させないために立ち上がった闘いなのです。

日鉄じん肺訴訟の提起

被害者からの要請

一九七九（昭和五十四）年五月に佐賀市の河西法律事務所で、翌六月にはＪＲ佐賀駅前の葉隠荘で、じん肺患者同盟長崎県連合会（以下「長崎県連」）から、じん肺訴訟提起の要請を受けました。要請の経緯と内容は以下のようなものでした。

前年三月のじん肺法改正を受け、全国じん肺患者同盟では、じん肺根絶の実現を目指そうという声が高まっていました。とくに北海道と長崎の患者同盟からは「訴訟でじん肺多発の責任の所在を明らかにし、判決を得て予防制度の確立を目指そう」という、革新的で非常に鋭い指摘がなされました。しかし、大勢としては「患者の体でそうした取り組みは無理だ」、「事を荒立てると労働省（現・厚生労働省）が制度の引き締めを図って、既得の健康管理制度の窓口すら狭められる危険がある」という声が上回りました。結局、結論としては、「北海道と長崎が訴訟をするのであれば、患者同盟としてそれを止めることはしないが、支援もできない」というものであったそうです。

北海道と長崎の患者同盟は、青年法律家協会議長で東邦亜鉛安中公害に取り組んでいた小野寺利孝弁護士を訪ねて訴訟の必要を訴え、小野寺弁護士は水俣病弁護団事務局長だった馬奈木《まなき》昭雄弁護士を長崎県連に紹介しました。その結果、カネミ油症事件や薬害スモンの訴訟に関わってきた長崎、佐賀、福岡の北部九州三県の弁護士が佐賀に集まり、長崎県連の堤勇《ゆたか》孝会長からの直々の提訴要請を受けることとなったのです。

要請の場に集まった弁護士の中に、「じん肺」という病名を知っている者は一人もいませんでした。ただ、「官営八幡製鐵所用の石炭を掘っていた鉱業所が、日中戦争の勃発で日鉄鉱業として独立した」、「戦中戦後にそこで働いていた労働者がじん肺という職業病となり、苦しんでいる」、「被害者を救い、じん肺をなくすために提訴してほしい」という要請を聞く弁護士全員の気持ちは、「地の底から日本資本主義一〇〇年の歴史を支えてきた労働者の健康被害を放置できない」という点で即座に一致、「やろう」という決断となりました。

被告とする日鉄鉱業は、一九三九年五月に日本製鐵（現・新日鐵住金）の鉱山部門が独立して設立され、一九六五年二月まで北松《ほくしょう》炭田で五つの炭鉱を経営していました。日鉄鉱業が北松炭田に進出したのは、大倉財閥が地元の資本家とともに設立した鹿町炭鉱が、第一次世界大戦後の不況によって政府に売り渡され、官営八幡製鐵鹿町炭鉱となったのがきっかけでした。昭和十年代になると日中戦争の軍需景気を背景に、大資本による鉱区の統合と新鉱開発が最高潮に達し、鹿町炭鉱は日鉄鉱業になり、神田《こうだ》、御橋、矢岳に拡大したのです。

日鉄鉱業提訴の確認に続いて、堤会長が「国も被告にできませんか」と切り出してきたときには、強気

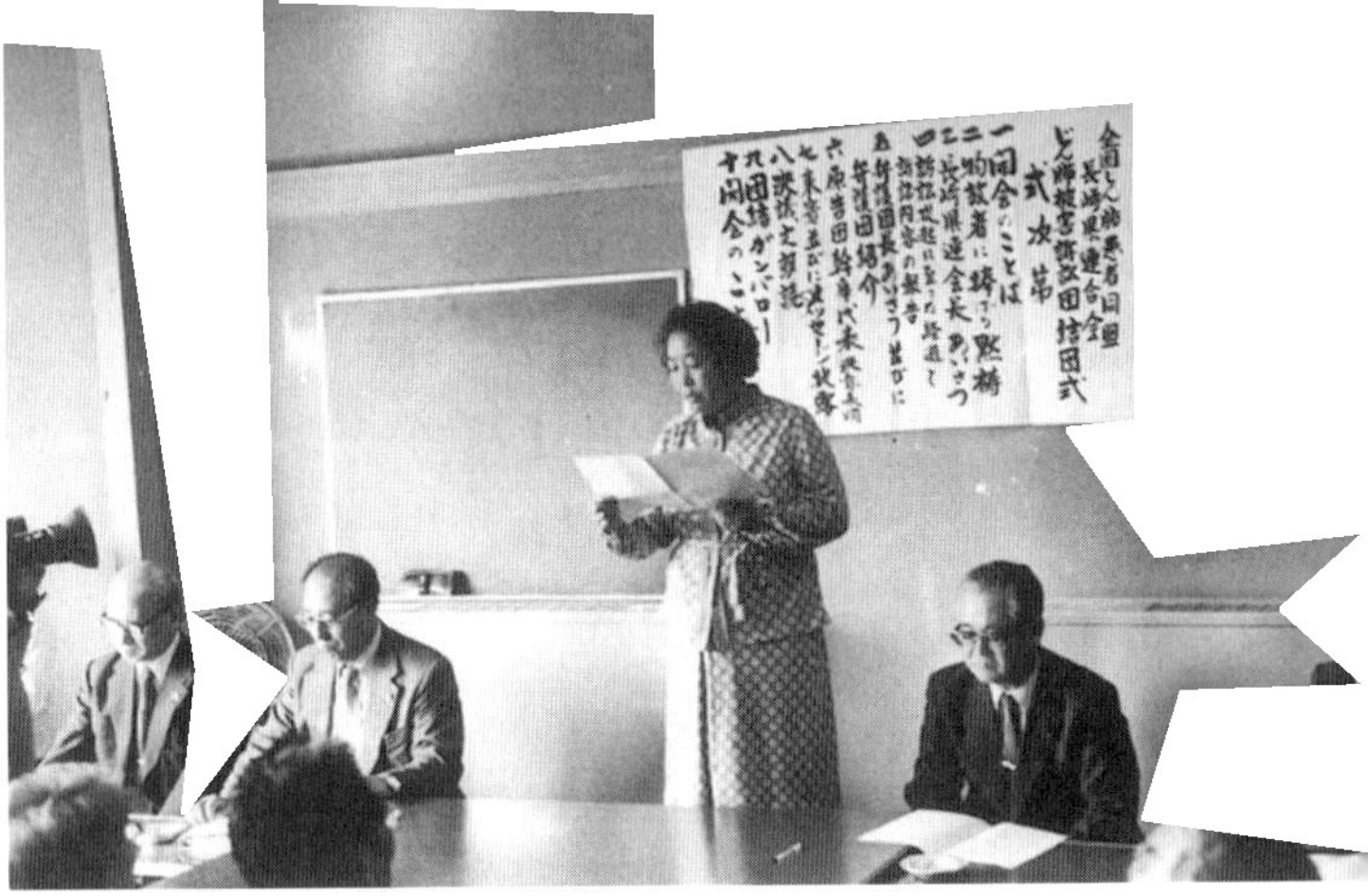

1979年10月10日、原告団結成式

で鳴る弁護士たちも、さすがに言葉が出ませんでした。「国の責任が明らかになれば、じん肺予防の制度改革につながるというのは分かるけれど……」、「じん肺のことも、炭鉱労働のことも知らない私たちが、東証一部上場の企業相手に裁判するだけでも容易でないのに、国を被告とするのは……」、「国相手に不作為（なにも対策をとらずに被害の発生を放置したこと）の違法を主張して勝った裁判例はない」という発言が続き、最終的には、「直接の雇い主の責任を判決でまず明らかにする。そのうえで、次には国の責任も訴訟上明らかにして制度の改正に取り組もう」という結論となりました。

最果ての地での原告団結成

日鉄鉱業を相手に裁判を起こすことを確認したあと、弁護団は北松の現地を訪ねました。そこは、佐世保市から車で四十分ほど入った佐々《さざ》町という丘陵に臨む地で、炭鉱があったのはさらにその奥の、丘陵が海に続いているところでした。「北松」というのが北松浦郡の通称で、日本の西のはずれの半島の地であることを、そのとき初めて知りました。

この北松浦郡の鹿町、潜竜、佐々を中心に、日鉄鉱業や三菱鉱業などが経営する多くの中小の鉱山が炭田地域を形成していました。炭層は、一・五メートルから数センチの薄いものまであり、北に向かって深くなり、その傾斜度は十度前後。日鉄鉱業が採炭していた佐々町の神田炭鉱は、明治中期に山芋堀の農民が発見し、当初は六メートル掘り下げただけで炭層が現れたそうです。

北松で患者や遺族の方々から、いろいろな話を伺いました。戦中は「石炭戦士」とおだてられ、戦後は「復興戦士」と持ち上げられて、ひたすら石炭を掘らされてきたこと、じん肺という病気のあることすら知らずに粉じんまみれとなっていたこと、粉じんを出す機械ばかりで、粉じんを出さないようにしたり減らしたり、吸い込まないようにしたりする装置や対策はなにもなかったこと、そしてなにより心が痛んだのは、病気のひどさと呼吸ができないことのつらさ、突然の発作の恐ろしさでした。

傾斜地の多い北松では歩行時の動悸・息切れのため、ろくに外出もできないことなど、病気によって生活が根幹から一変してしまったことの数々。風呂に入っても、胸が圧迫されて息苦しいので肩まで湯につかれない情けなさ。仰向けになると息をつけないので、ベッドに小さな台を置き、そこに突っ伏して寝るほかないという無惨な日々。どれも、みじめでむごい話ばかりでした。

しかし、北松の被害者たちの意気は盛んでした。その後の裁判の中で聞いた話も含めると、「俺たちは松浦水軍の子孫だから」とか、「私はカトリック信者で、隠れキリシタンの子孫です」など、誇り高い方ばかりでした。また、市会議員をしていた堤県連会長や佐世保地区労働組合会議の方々の援助・支援もあって、権力と立ち向かうためには「団結、そして弱音を吐かない根性」がいることをしっかりと理解しておられました。その団結の力の故か、一九七九年十月に佐々町住民センターで行われた原告団結成式には、社会・共産・公明各党の県議が列席し、新聞各紙とテレビ局の取材が入って、その夜のニュースですぐに報じられました。弁護団も同日、結成されています。

その間、弁護団では並行して、労働科学研究所副所長で、けい肺審議会委員としてじん肺法制定にも関われた医学博士・病理学者の佐野辰雄先生から、じん肺という病気とその予防、健康管理について、基礎となる話を聞かせていただきました。「不溶性・難溶性の粉じんはすべてじん肺を引き起こす」、「生命管の呼吸器には生体防御機能が備わっており、普通の粉じんならそれで生体を護ることができるが、資本主義的労働の下での長期、大量の粉じんばく露によって、生体防御の機能も壊される」、「だから労働者をじん肺から護っていくためには、組織的で体系的な予防対策の構築が不可欠」など、懇切丁寧な指導をいただきました。また、労働科学研究所研究員の医師・海老原勇先生の『働くものの呼吸器疾患――その原因から予防まで』を入門書として紹介され、何回も何回も読みました。お二人は、以後のじん肺訴訟の歩みに標《しるべ》を付けられた恩人とも言うべき先生です。

日鉄鉱業の提訴妨害・患者切り崩し

長崎北松じん肺訴訟（以下「北松じん肺訴訟」）の原告団結成準備の段階から、日鉄鉱業による徹底した提訴妨害・患者切り崩しが始まりました。三十五年に及ぶ日鉄じん肺闘争は、実はこの提訴妨害・患者切り崩しのときから始まったと言えるのです。

日鉄鉱業は、かつて労働組合の幹部だった主だった者を集めて切り崩し要員とし、じん肺患者の家一軒一軒を回らせて、「裁判すれば、弁護士から家も財産もみんな取られる。今日までにかかった費用は会社からもらってやるから、裁判はやめなさい」、「原告団に入ったら、家もなにもかも取られたうえに年金も止まってしまうよ」と脅したのです。また、様々な噂を地元で流し、患者を地元から切り離す村八分的なことも行わせました。患者の地元では「じん肺は移る」という噂が流れ、家族が近所の人から「じん肺は移るようですね」と言われたり、「お前のところではなんで裁判に関わっているのか」と勤め先で家族が詰問されたり、「裁判のことでうちにいろいろ調査が来ているが、あなたの家ではなにをしようとしているのか」など、家族の困惑・分断を誘って切り崩そうとする悪質な手法もとられました。

北松に君臨した日鉄鉱業からすれば、この僻遠《へきえん》の地ではばかる者も気にする目もまったくなく、金と力にまかせてなんでもやれたのです。そしてその思い上がった態度が、三十五年も続くこととなった日鉄じん肺訴訟の根源となったのです。

闘いの広がり

北松じん肺訴訟提訴

日鉄鉱業からの激しい提訴妨害はありましたが、原告団に結集した被害者たちは団結を固め、一九七九（昭和五十四）年十一月一日に訴状を長崎地裁佐世保支部に提出しました。元炭鉱労働者による初のじん肺訴訟ということで、メディアはこれを一斉に報道しました。日鉄鉱業の提訴妨害もあって、メディアの関心も高まっていたのです。

一次訴訟の患者数は四十五名で、その後、二次から四次に及ぶ追加提訴があり、最終的には患者数六十三名で日鉄鉱業と闘っていくことになりました。後日のことになりますが、この六十三名の患者や家族は、以後の日鉄鉱業の嫌がらせや訴訟引き延ばしにもひるむことなく、十六年後の最終解決の日まで全員で結

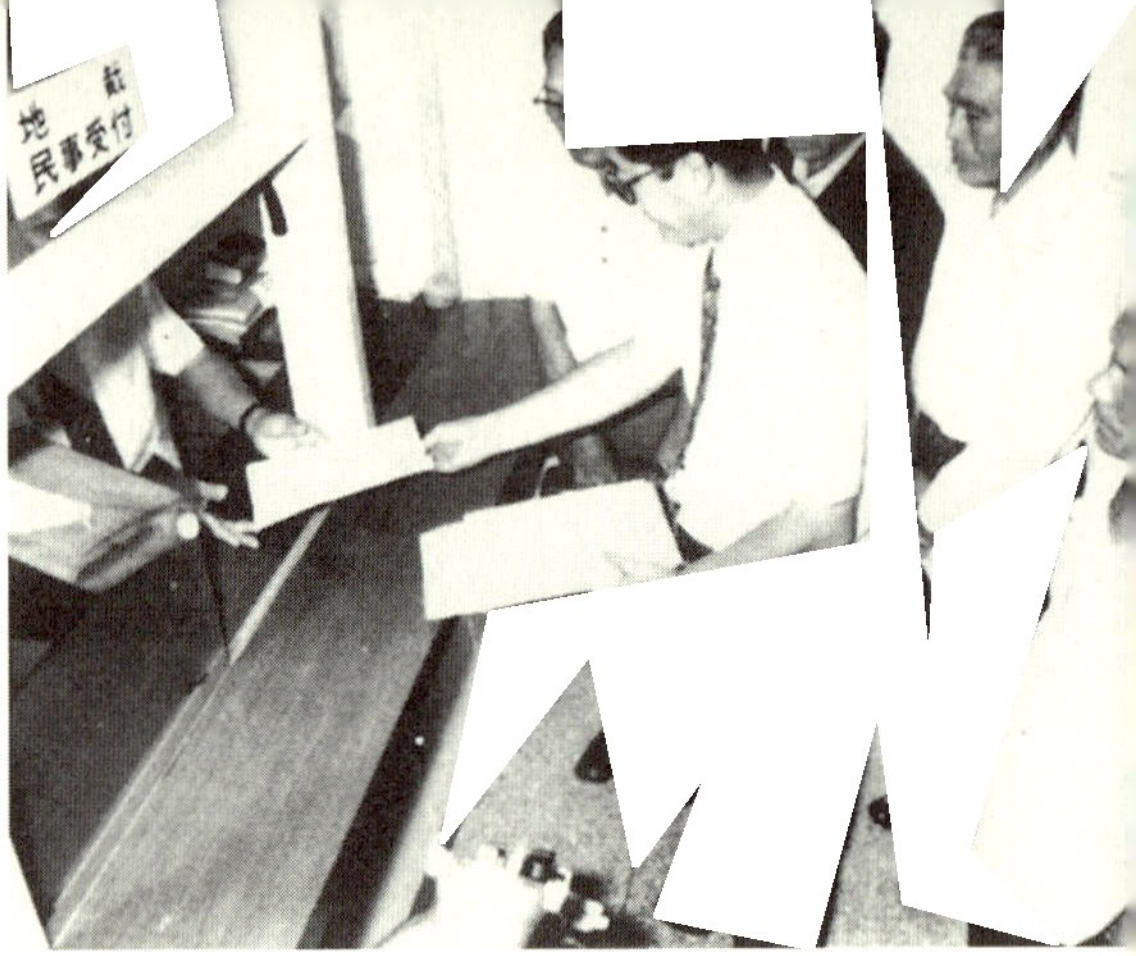

1980年8月、第2陣の提訴

束し、足並みをそろえて踏ん張り続けました。

日鉄鉱業がじん肺教育をまったく行わなかったこともあり、患者は、病気のつらさのことは分かっても、それがどういう病気かという医学的なことはよく分からない状況で、まして世間一般には、当時、じん肺という病名はまったく知られていませんでした。そうした状況で、弁護団はじん肺について基礎から勉強しなければなりませんでした。そんな弁護団に対して、佐野辰雄先生が東京から数回にわたってわざわざ足を運ばれ、教育に当たってくださいました。佐野先生はとても気さくな方で、そのお話は分かりやすく、医学の素養のない弁護士を短期間で「炭鉱労働者のじん肺の専門家」に育て上げてくださいました。しかも、訴訟でのガイダンス証人も引き受けられ、佐世保の法廷で四期日にわたってじん肺について証言をしてくださいました。

炭鉱坑内労働についての勉強も大変でした。こちらには原告が入れ替わり立ち替わり教育に当たりました。佐野先生と違ってこちらは辛辣《しんらつ》で、「弁護士というのは、なんでこんなに頭が悪い馬鹿ばかりなのか」と何回も怒られました。とにかく、見たこともない地底の、入り組んだ暗闇の坑道と切羽《きりは》の奥での、聞いたこともない機械・装置や道具を使っての労働の様子を理解するのに、四苦八苦だったことを思い出します。しかし、教える側の原告は熱心で、坑内の労働について語る口調は生き生きとしており、みんなが炭鉱での労働に誇りと自信を持っていることが伝わってくる勉強会でした。

被害立証の徹底

北松じん肺訴訟一審では、六十三患者全員について、本人または遺族に対する徹底した尋問を行いました。

公害運動での合言葉は「公害訴訟は被害に始まり被害に終わる」で、この運動を引き継いだ薬害スモン訴訟でも徹底した被害の立証の取り組みがありましたが、北松じん肺訴訟でもこの伝統を真摯に受け継ぎ、被害立証に努めました。

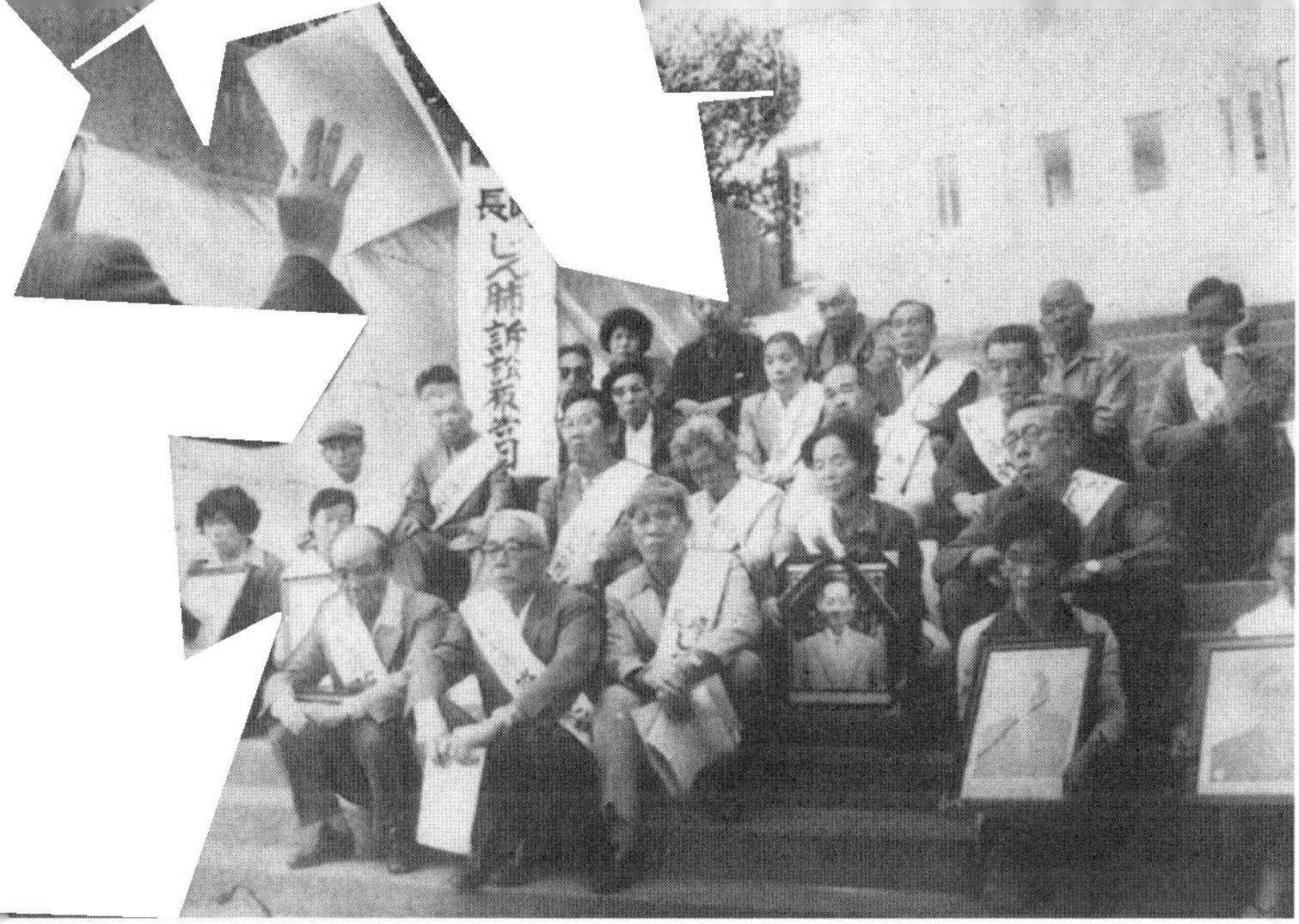

1979年11月1日、第1陣提訴直後の集会

　最初は提訴から三カ月後に行われた大野茂男さんの自宅での証拠保全で、その後も自宅や病院で原告の証拠保全を繰り返し行っています。とくに大野さんの証拠保全では、大野さんがビンに出しておいた痰を裁判官に見てもらっています。黄色味がかった、固い、どろっとした痰で、その凄まじさについては後々まで弁護団で語り草になったほど、みんなの記憶にしっかりと残りました。

　全患者について、北松の自宅を訪ね、本人または遺族から被害立証のための聴き取りを行っていくのは、正直なところ労の多い大変な作業でした。しかし、この作業を全原告について徹底できたことは、北松じん肺訴訟の血肉ともなり財産ともなって、その後の長い闘いを支え続ける原動力ともなるのです。振り返ってみれば、「急がば回れ」というたとえは、この北松での徹底した被害立証のため

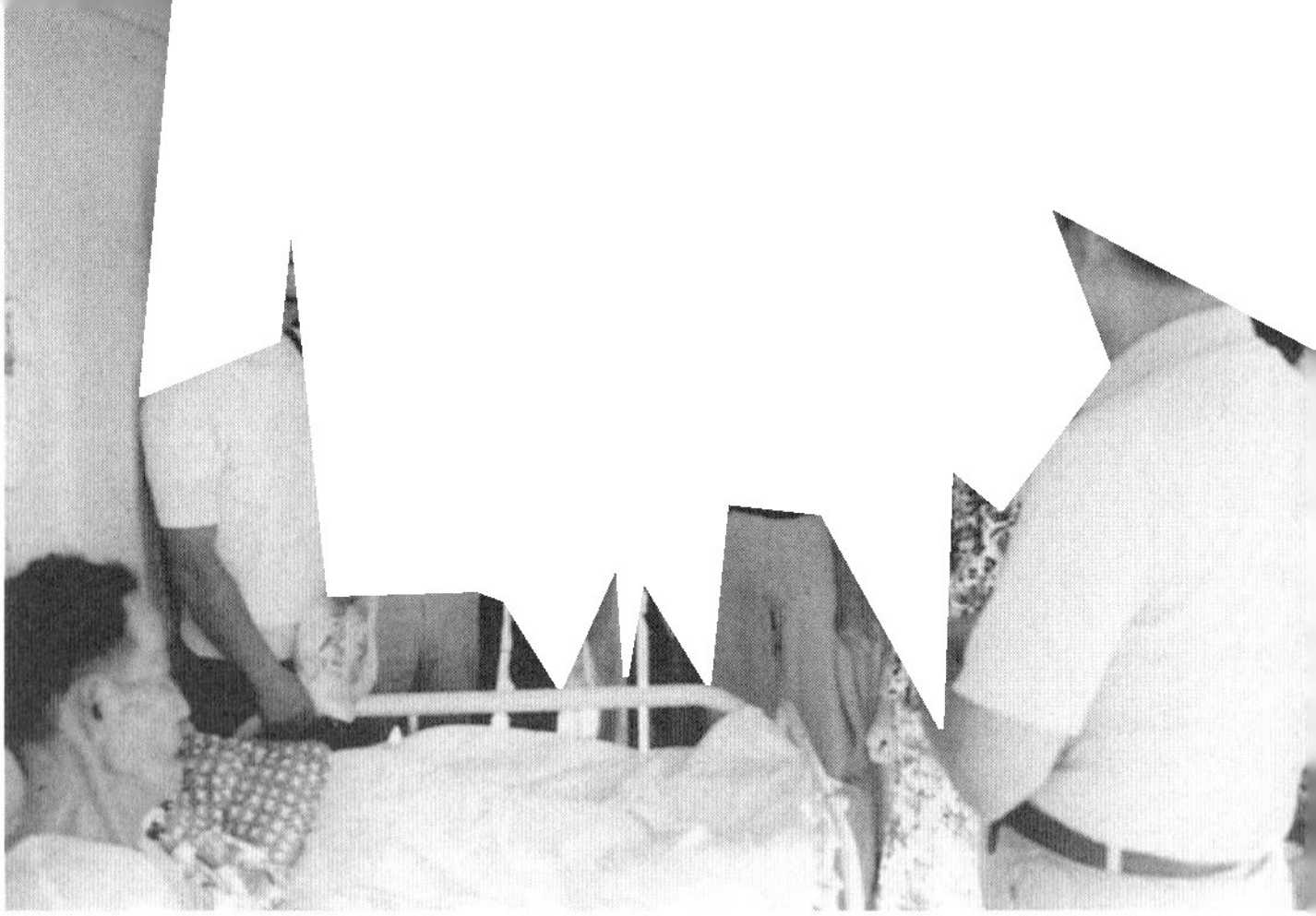

1986年８月、東京支援者の第１回現地調査

にある言葉のようにも思われます。

武器となる文献を発見

佐野辰雄先生の証人尋問が終わり、相当数の原告本人尋問も行われ、他方で日鉄鉱業側が一〇〇名近い証人による立証の計画を出してくるという状況のもとで、焦眉の急となっていたのは責任論立証でした。とくに炭鉱でのじん肺の発生がいつごろから、どのようにして知られるようになっていったのかを解明することでした。日鉄鉱業がじん肺を予防するためのいかなる対策も取ってこなかったことは明らかであったので、あとは、炭鉱においてじん肺の発生をいつごろから知ることが可能だったかという「予見可能性」を主張・立証できれば勝訴を確実にできるところまで来ていたのです。しかし、この「炭鉱におけるじん肺の発生」の情報には、なかなかたどりつけませんでした。

そんなとき、三井山野鉱ガス爆発事故訴訟に取り組んでいた弁護団から、「九州大学の石炭資料研究所（現・記録資料館）に炭鉱関係の資料がいろいろあるよ」という情報がもたらされました。わらをもつかむ思いで行った研究所はちょうど資料の整理を行っている最中で、膨大な量の文献資料が床に積み上げられている状態でした。その文献を一山一山と見ていくうちに、石炭鉱業連合会が昭和の初めに発行していた「石炭時報」という業界誌の山に行き当たったのです。まさに「宝の山に行き当たる」といった感じで、それをきっかけに、昭和初年当時の炭鉱におけるじん肺の業界情報、行政情報が次々に見つかったのです。さらに、法政大学の大原社会問題研究所からは、一九二五（大正十四）年発行のパンノレット「ヨロケ――鉱夫の早死はヨロケ病」を手に入れることができました。これらの資料から、「日鉄鉱業が創業した昭和十四年ごろには炭鉱でのじん肺の発生を予見できたし、じん肺を予防していくことも可能であった」という責任論立証の見通しが立ったのです。

これを手始めに、北松じん肺と北海道金属じん肺の両弁護団、そして全国じん肺弁護団連絡会議（以下「全国じん肺弁連」）が総力を結集し、一九八三年春に国立国会図書館で文献収集を行いました。二十名近くの弁護士が一週間にわたり業務を返上して国会図書館に集結し、ローラー作戦で片っ端からじん肺関連文献を収集しました。

以後、弁護団ではこれを手分けして読み込み、予見とじん肺予防について情報の整理を行いました。この成果は、以降に続いた各地じん肺訴訟の共通の財産となったのです。

こうして得られた文献情報と、原告から集めた坑内発じん状況についての情報を武器に、原告側では日鉄鉱業の繰り出してきた証人を一人ひとり撃破していき、勝訴を確実にしていきました。最終準備書面は、佐賀と福岡の県境の山中にある古湯温泉に弁護団が一週間閉じこもって取りまとめ、作成しました。まだワープロもパソコンも一般的ではない時代で、宿にコピー機を持ち込み、手書きで仕上げた原稿をすぐにコピーし、弁護団で確認しました。そうして大部の最終準備書面ができあがったのでした。

日鉄鉱業の訴訟活動

これに対して日鉄鉱業側は、今に続く「時代時代のじん肺対策に取り組んだ」という主張（「行政から言われたこと＝規則に書かれたことだけはやった」という主張）を展開するとともに、一〇〇人近くを動員する反証計画やカルテ取り寄せ、鑑定といった立証計画を持ち出してきました。その真の狙いが、訴訟の攪乱と引き延ばしにあったことは明らかです。裁判所も、原告側の徹底した批判・非難を容れて証人の数を最小限に絞り込むとともに、カルテや鑑定についての申請を斥けました。

日鉄鉱業は、こうした正面からの反証計画とは別に、別働隊を使って原告を尾行、趣味のエビネ蘭観賞に出かけた原告を「山登りしていた」とか、日鉄鉱業の退職者懇親会に出席した原告たちの写真を盗み撮りして、「元気に飲食ができ、病人とは言えない」と難癖をつけるなど、下品な嫌がらせを訴訟上で繰り返しました。原告の弟で坑内係員の経験のある人を証人として出廷させ、「坑内は湿潤で粉じんなどなかった」と無理な証言をさせるという不人情な嫌がらせをしたりもしました。以後、この二人は仲たがいし、生涯二度と顔を合わせなかったばかりか、原告の葬儀にも顔を出さないという悲しい関係になってしまいました。

さらには、「砂漠のラクダは砂嵐が来れば鼻の蓋《ふた》を閉じて砂嵐をやり過ごす。ラクダでも自分で自分の身を守るのだから、原告らもマスクを着けて自分で身を守るべき」などという非常識な主張を、準備書面で臆面もなく行っています。

日鉄鉱業の訴訟対応を見かねた裁判官が、原告らの早期救済を図るために和解解決を呼びかけたのに対し、日鉄鉱業は「裁判所の判決を見たい。和解については判決を見てから検討する」として、和解を拒否しました。その結果、一九八五年三月二十五日の一審判決期日が指定されることとなったのです。

一審判決から控訴審

北松じん肺訴訟一審判決

一九八五（昭和六十）年三月二十五日、長崎地裁佐世保支部で北松じん肺訴訟の一審判決がありました（東孝行裁判長）。元炭鉱労働者のじん肺被害についての初の判決でした。

判決は、一九三九年から一九五〇年ごろにかけての日鉄鉱業の責任について、「掘進《くっしん》現場における散水等の措置、防爆目的を超える程度の炭じん発生防止の措置、右以外の者に対する防じんマスク備付・貸与・着用督励、防爆・一般衛生目的の程度を超える通気の保全、発破後粉じん回避等の労働条件の改善、けい肺を含む炭肺防止のための健康診断、これに伴う配置転換、職場離脱の勧告及び補償、けい肺を含む炭肺の教育といった本件安全配慮義務を履行しなかった」と、日鉄鉱業の創業時期からの責任を正面から認定しました。

損害については、「本件債務不履行による損害賠償請求は、生命、身体、生活、家庭、人生の破壊による精神的損害を共通の要素として取り出した慰謝料請求であると解する」として、「個別原告ごと積算」によらない認定を求めていた原告側主張を容れた損害認定が行われました。

判決直前に開かれた全国じん肺弁連の会議では、「個別原告ごと損害積算をしなければ賠償額は低額となってしまう」といった危惧の声が一部の弁護団から出ていたのですが、そうした不安を完全に吹き飛ばす、十分に満足のいく慰謝料認容額が示されました。

ただし、「最後の管理区分決定から十年で時効」という判断が示された点は、予想を大きく裏切る結果でした。事前の全国じん肺弁連の場でもこの点を問題にする意見はまったく出ておらず、弁護団としては予想外でした。

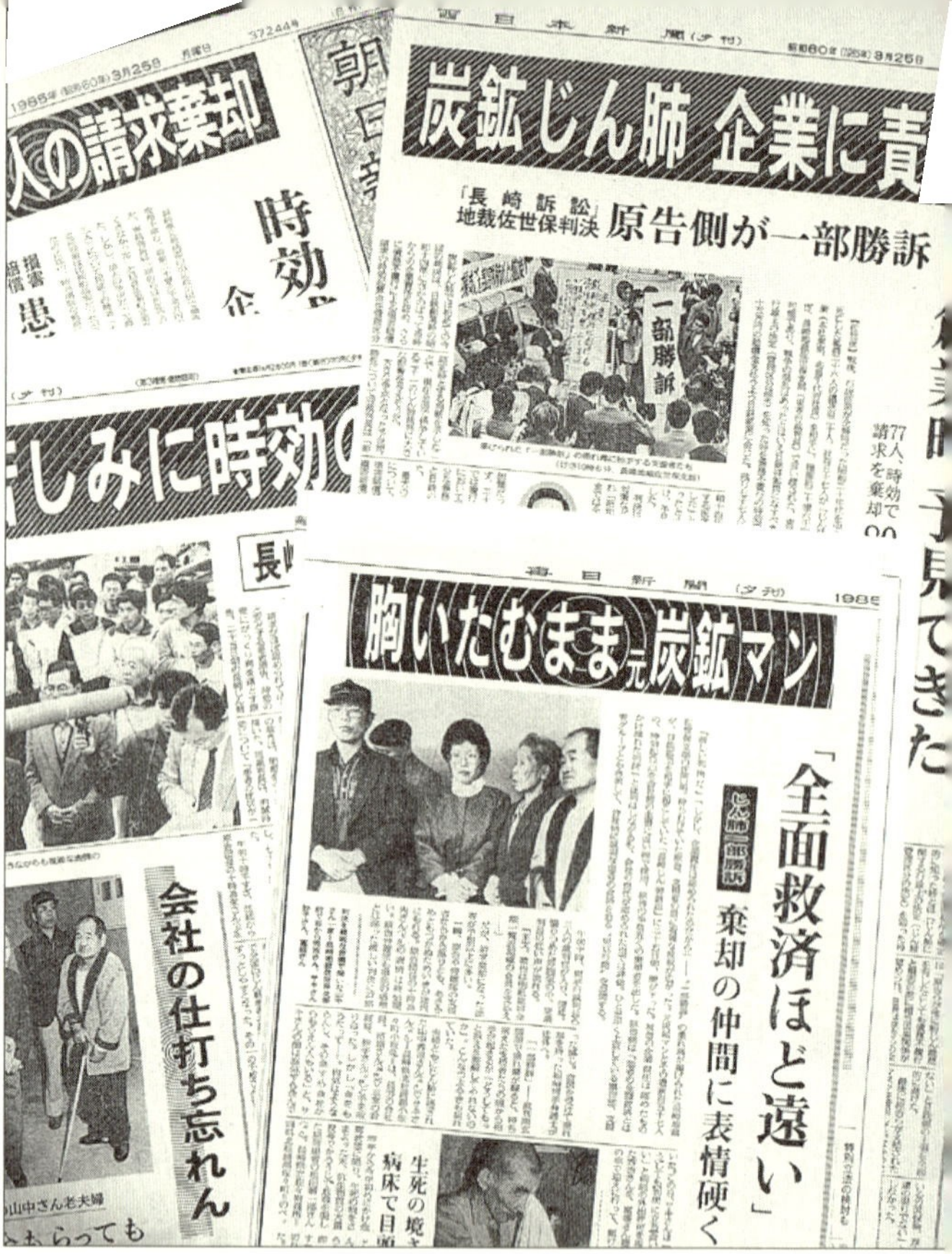

人の請求棄却
時効
炭鉱じん肺 企業に責
「長崎訴訟」地裁佐世保判決 原告側が一部勝訴
77人、時効で請求を棄却
胸いたむまま元炭鉱マン
「全面救済ほど遠い」
棄却の仲間に表情硬く
会社の仕打ち忘れん

北松じん肺訴訟地裁佐世保支部判決を伝える1985年３月25日付夕刊各紙（左上から時計回りに，朝日新聞，西日本新聞，毎日新聞，西日本新聞）

この消滅時効の問題は、訴訟開始の時点ではかなり大きな問題となっていました。ただ、日鉄鉱業側の時効主張は「退職のときから十年で権利は時効消滅」というものであり、この点について、先行訴訟である鼻中隔穿孔《びちゅうかくせんこう》被害についての六価クロム訴訟で、東京地裁が「六価クロム取り扱い時から長期の潜伏期間を経て鼻中隔穿孔被害が現れることから、退職時起算は取らない」との判断を示していました。

じん肺は、退職から長期間を経て発症する病気で、時効を認めると、苦しみや怒りのまっただ中での請求を、時の経過ということだけで退けるという不条理なことになります。それで、北松じん肺訴訟でも

「じん肺もまた長期の潜伏期間を経て現れる点で同じ」という主張を行っており、以後は退職時起算点という日鉄鉱業の主張は葬り去られたかたちになっていたのです。ところが、結審の直前になって、日鉄鉱業側が「仮に退職時が起算点でないとしても、じん肺管理区分決定のときから消滅時効は進行する」という主張を新たに持ち出し、判決がこの主張を取り上げて、「最後の管理区分決定から十年で時効」との判断を示してしまったのです。一審判決は、この時効の点だけが非常に残念な結果でした。

日鉄鉱業の即日控訴

結審間近の裁判所の和解の打診に対して、日鉄鉱業は「判決を見たい。和解については判決を見てから検討する」と回答していました。それで、原告と日鉄鉱業とは判決後に東京で会い、和解に向けた検討を行うことにしていました。

判決翌日、原告団・弁護団は日鉄鉱業法務室の古賀室長、高橋三郎氏（のちの社長）の両担当者と東京霞ヶ関の弁護士会館で会い、交渉に入りました。ところが、原告側が「判決を見てから和解について検討するということだったが、判決を見て、どのように和解していくのか」と尋ねたのに対し、古賀・高橋両名はモジモジするばかりで、まともに答えができないのです。その態度から、「ひょっとして」と感じた熊谷悟郎弁護士が、「あんたたち、まさか控訴したんじゃないだろうね」と問い質すと、高橋氏が「きのう控訴しました」と答えたのです。それで、「判決内容も検討せずに控訴したのか」、「判決を見てから和解すると裁判所に回答したじゃないか」、「和解を検討するということでこうして会うことにしたのに、われわれを騙したのか」と、原告団・弁護団の怒りが爆発しました。その結果、日鉄鉱業とはいかなる協議も話し合いもできない、対立の構造が続くこととなったのです。

北松じん肺訴訟に呼応して立ち上がった闘い

各地訴訟の広がり

時効の問題はあったものの、一九八五（昭和六十）年三月の北松じん肺訴訟佐世保支部判決は、各地じん肺被害者から大きな喜びをもって迎えられました。被害者の誰もが救済の道標としてこの判決を歓迎したのです。北松じん肺訴訟の原告たちも、判決直後から手分けをして各地の炭鉱関係じん肺患者を訪ね、判決の内容と意義を伝えていきました。

その結果、常磐、筑豊、伊王島、北海道の地で、元炭鉱労働者の大型じん肺訴訟が相次いで起こされたのです。以後、これらの各訴訟は互いに助け合い、競い合いながら訴訟に取り組むようになり、じん肺訴訟の知名度も高まって、次第に多くの方から関心を向けられるようになっていきました。

北松じん肺訴訟原告団・弁護団は、すでに一審判決の前から東京での支援要請を行っていたのですが、その当時は、じん肺について知る人はまったくなく、「じん肺ってなんですか」というのが訪問先の組合の率直な反応でした。それが、判決が出たことにより、多少なりともじん肺に関心を持ってもらえるようになったのに加えて、各地で訴訟の提起が続いたこともあって、要請で組合を訪問すれば、歓迎してもらえるようになったのです。こうして、今日のじん肺・アスベスト運動の取り組みの基礎が少しずつ広がっていきました。

日鉄鉱業第一次「覚書」の登場

一審判決の結果と、これに続く筑豊、伊王島での提訴の動きに慌てたのは日鉄鉱業でした。日鉄鉱業は、急遽「在籍したことのある者のじん肺の問題については、現在審理が続けられている北松鉱業所のじん肺裁判の判決が最終的に確定したのちに、その確定した判決の趣旨を勘案して善処する」との「覚書」を用意し、判決のあった一九八五年の秋以降、二回目の提訴妨害（患者切り崩し）を筑豊や長崎で繰り広げ、さらには岩手県（釜石）でも行っていったのです。この第一次の「覚書」の動きと、その結果、相当数の患者が切り崩されたことについては、同年十二月三十一日付けの朝日新聞が大きく報じています。

第一次「覚書」に応じた患者は、北松じん肺訴訟最高裁判決後に日鉄鉱業側が用意する第二次「覚書」を日鉄鉱業と交わして、「覚書」による補償を受けることになるのです。

日鉄鉱業を被告とした二つの訴訟

北松じん肺訴訟一審判決の半年後、一九八五年九月には常磐興産を被告とする常磐じん肺訴訟が福島地裁いわき支部に、十二月二十六日には国と企業六社（三井鉱山、三井石炭鉱業〔二社合併して現・日本コークス鉱業〕、三菱鉱業セメント〔現・三菱マテリアル〕、住友石炭鉱業〔現・住石マテリアルズ〕、古川鉱業〔現・古河機械金属〕、日鉄鉱業）を被告とする筑豊じん肺訴訟が福岡地裁飯塚支部に、同じ日に日鉄鉱業を被告とする伊王島じん肺訴訟が長崎地裁に提訴されました。翌年十月には、国と企業六社（三井鉱山、三井石炭鉱業、三井建設、三菱マテリアル、住友石炭鉱業、北海道炭礦汽船）を被告とする北海道石炭じん肺訴訟が起こされています。つまり、筑豊、伊王島、常磐、北海道石炭のじん肺訴訟は、いずれも北松じん肺訴訟の一審勝訴判決に勇気づけられて提起された裁判です。この中で日鉄鉱業を被告としたのは、伊王島と筑豊のじん肺訴訟です。

伊王島町は長崎港の沖合い一〇キロの海上に横たわる、周囲七キロの伊王島と五キロの沖之島の二つの島からなります。この小さな島が炭鉱の町となったのは、一九四一年に海底炭田の採掘が開始されてからです。以来、人口は増え、一九五四年には日鉄伊王島鉱業所が炭鉱経営を引き継ぎ、一九六〇年に最盛期を迎えました。しかし、戦後の日本の復興に貢献した伊王島炭鉱も一九七二年に閉山、それ以降、人口は減少し続けています。今、島の人口の一〇％が元炭鉱労働者で、そのほとんどがじん肺患者です。

その患者たちが日鉄鉱業一社を相手取り、損害賠償請求訴訟を長崎地裁に起こしました。提訴準備を進めるなか、ここでも日鉄鉱業は提訴妨害をし、あるいは中華料理店へ連れて行って飲ませ喰わせたり、あるいは子どもの勤務先まで出かけて提訴に加わらないよう説得したりと、なりふり構わぬやり方で妨害を続けたのです。

一方の筑豊は日本有数の炭田で、その規模は、南北五〇キロ、東西は北部で四キロ、南部で二五キロにも達します。一九〇一（明治三十四）年に官営八幡製鐵所が操業を開始してからは需要が増加し、同じころから財閥が炭鉱開発に参入しています。かつて日本で最大の出炭量を誇ったこともあり、明治以降、三井三池炭鉱とともに日本の近代化の基礎を支えてきました。しかし、一九六二年の原油の輸入自由化をきっかけとして、石炭から石油へとエネルギー改革が推し進められ、さらに政府のスクラップ・アンド・ビルド政策（小規模で低効率の炭鉱を廃止し、大規模で高効率の炭鉱へ生産を集約する政策）により、次々に閉山。日本最大規模の炭田は一九七六年、その歴史を閉じました。

筑豊じん肺訴訟は初めて国を被告とした裁判です。国を被告としたのは、筑豊にあった中小の炭鉱企業がすでになくなっていたため、国が損害の賠償をしなければ救済されない人たちが大勢いたからです。それに加え、北松じん肺訴訟提訴のとき、長崎県連の堤勇孝会長から日鉄鉱業の責任とともに国の責任を問えないかと相談され、企業責任を明らかにした後に国の責任を追及すると約束していたからでもあります。

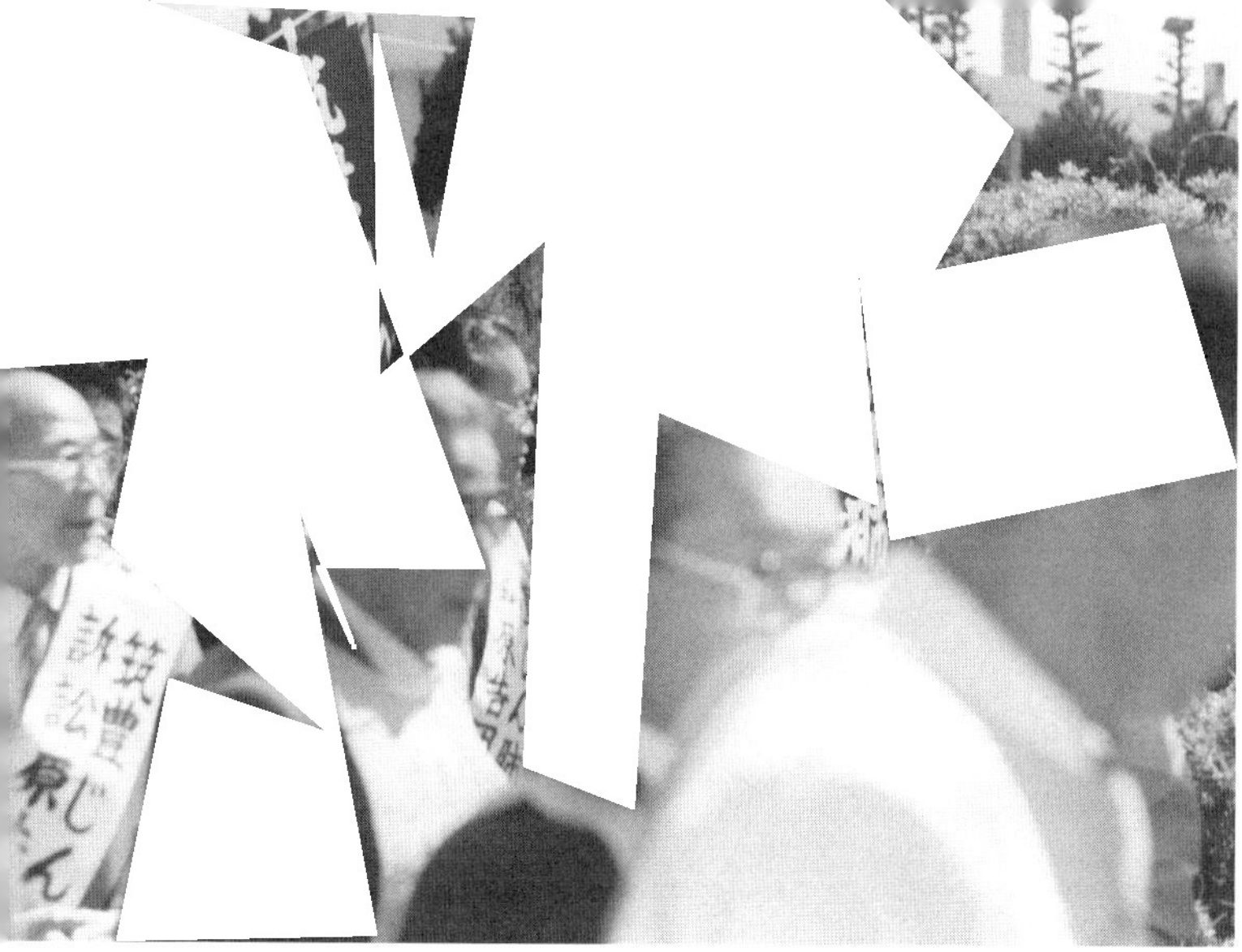
提訴の日、福岡地裁飯塚支部へ向かう筑豊じん肺訴訟の原告たち

エネルギー革命で切り捨てられた元炭鉱労働者たちに対する国の責任を問うため、筑豊じん肺訴訟は大型訴訟となり、支援体制を構築して大きく運動を広げるために、様々な取り組みを行うこととなりました。そして、時効差別なき救済は、全国のじん肺訴訟の共通の課題となっていきます。

各地の石炭じん肺訴訟では、企業の安全配慮義務違反の有無が激しく争われました。それに対して被告企業側は、常磐じん肺訴訟の被告の常磐興産を含めて、企業担当者の対策会議、企業代理人弁護士の弁護団会議をそれぞれ設けて、徹底抗戦の構えをとりました。

衝撃の高石判決

高裁審理の始まり

北松じん肺訴訟の一審判決は、時効による棄却者は出たものの、石炭じん肺被害に対して企業の責任を認め、被害にふさわしい損害賠償を命じたものでした。しかし、原告団・弁護団はこれに安住せず、高裁では時効差別なき全員救済を目指しました。

一九八五（昭和六十）年十二月十三日、福岡高裁の審理が始まりました。法廷の内外には多くの支援者が詰めかけ、運動の高揚を示していました。

第一回弁論では、時効棄却された三人の原告、内野春次郎さん、田中千代子さん、谷村シズさんが意見陳述をしました。田中さんは、一審判決で棄却され、「もう裁判はやめよう」と言ったとき、息子さんから「自分の分は認められんじゃったとしても、じいちゃんや母さんがやってきたことは、みんなのためになったんだから、それでいいじゃないか」と励まされたことや、「副団長である内野さんが原告のみなさんの前でこそ、つゆほども失意の表情を表すことなく控訴審へ向けて準備に没頭していましたが、一人になったとき、肩を震わして悔し涙にくれていました」と語り、谷村さんは「無念のなかで死んでいった主人のことを思うと、このまま泣き寝入りすることはできません」と、その悔しさを訴えました。

そんななか、高裁審理開始から半年後の一九八六年六月三十日に、静岡地裁浜松支部で時効起算点を「弁護士説明時」とする遠州じん肺訴訟第一審判決が出され、時効問題は大きく前進していました。同日、全国じん肺訴訟原告団連絡会議も結成され、全国の仲間が連帯する基礎が構築されました。

このように、全国的に運動が盛り上がり、時効問題も前進していると感じていたなかで、審理は進行したのです。

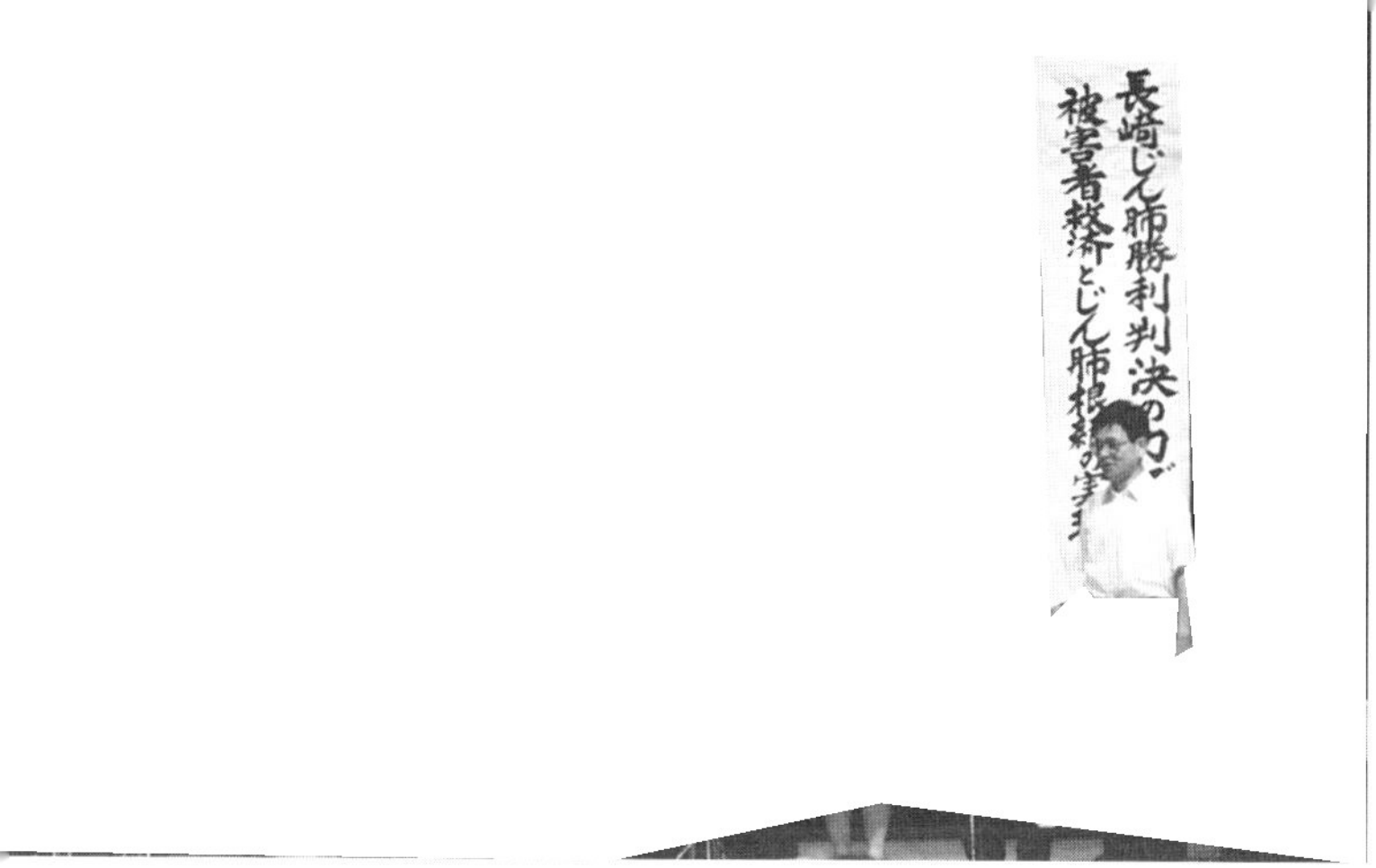

長崎じん肺勝利判決の
被害者救済とじん肺根絶の

北松じん肺訴訟控訴審結審に向けて開催された「じん肺訴訟完全勝利のための福岡集会」（1988年９月８日）

日鉄鉱業は、控訴審の第一回弁論で鑑定申請をしてきました。弁護団は「不必要」として様々な意見を述べて反対したのですが、裁判長は、日鉄鉱業の主張を入れて鑑定を採用すれば、日鉄鉱業を説得しやすく、かえって早期解決につながる、というニュアンスで弁護団を説得しました。結局、裁判長の説得に押し切られたかたちになり、採用されてしまったのです。

当時の弁護団は、筑豊や伊王島のじん肺訴訟に大きく力をそがれており、弁護団会議で裁判長の本音や日鉄鉱業の動向について議論を闘わせることが十分できていなかったのも事実でした。そのため、鑑定の採用決定に対して、異議申し立てや裁判官の忌避などの法廷での激しいやりとりも、葉書やファクスでの抗議など外からの運動も行われませんでした。

鑑定人は、学会、原告、被告それぞれが推薦する二名でしたが、結

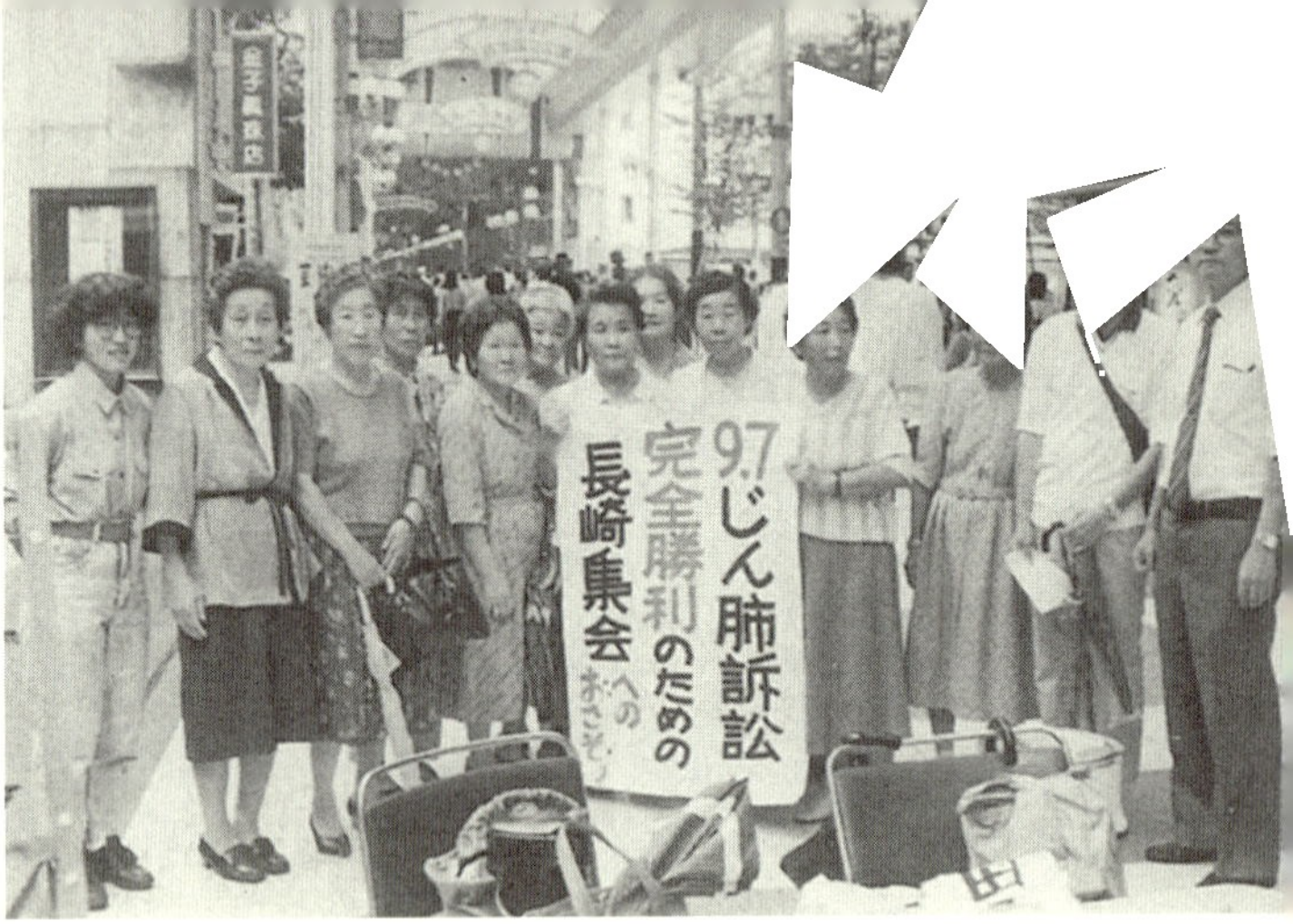

控訴審結審前の地元街宣活動（1988年９月）

果は原告の症状を不当に軽く評価するものでした。原告推薦の鑑定人はトンネルじん肺の患者を長年診てきた医師で、これまで原告団とはまったく接点のない人物であったこと、被告推薦の医師が鑑定の事務作業を取り仕切っていたこと、長崎大学病院に行ける患者のみを対象に肺機能検査を行っただけで、直接患者に接することがなかったことなどが、このような鑑定結果を導いた要因と考えられます。被告推薦の医師は、その後も各地のじん肺訴訟で企業側証人として証言するに至った人でした。

高石判決

弁護団は控訴審でも被害についての立証を重視する方針で、一審判決後の一九八五年六月に亡くなって解剖した大宮金重さんの肺の検証と、解剖医への尋問を行いました。

大宮さんは、提訴準備段階から参加し、原告団の幹事をしていました。亡くなる前、数カ月入院したとき、「お父さんはうちと結婚してよかったと思うね」と問う妻のシズヱさんに対し、「そりゃあ、よかったさー」と、そっと手を握る優しい夫でした。しかし最後は「今の苦しみは、どうすれば和らぐか、どうすれば咳が出なくなるだろう、どうすれば眠れるだろうかと、それだけ考えるのに一生懸命だ」と言うほど苦しんでいました。その大宮さんが「俺の息が切れたら解剖して裁判に役立ててくれ」と遺言したのです。

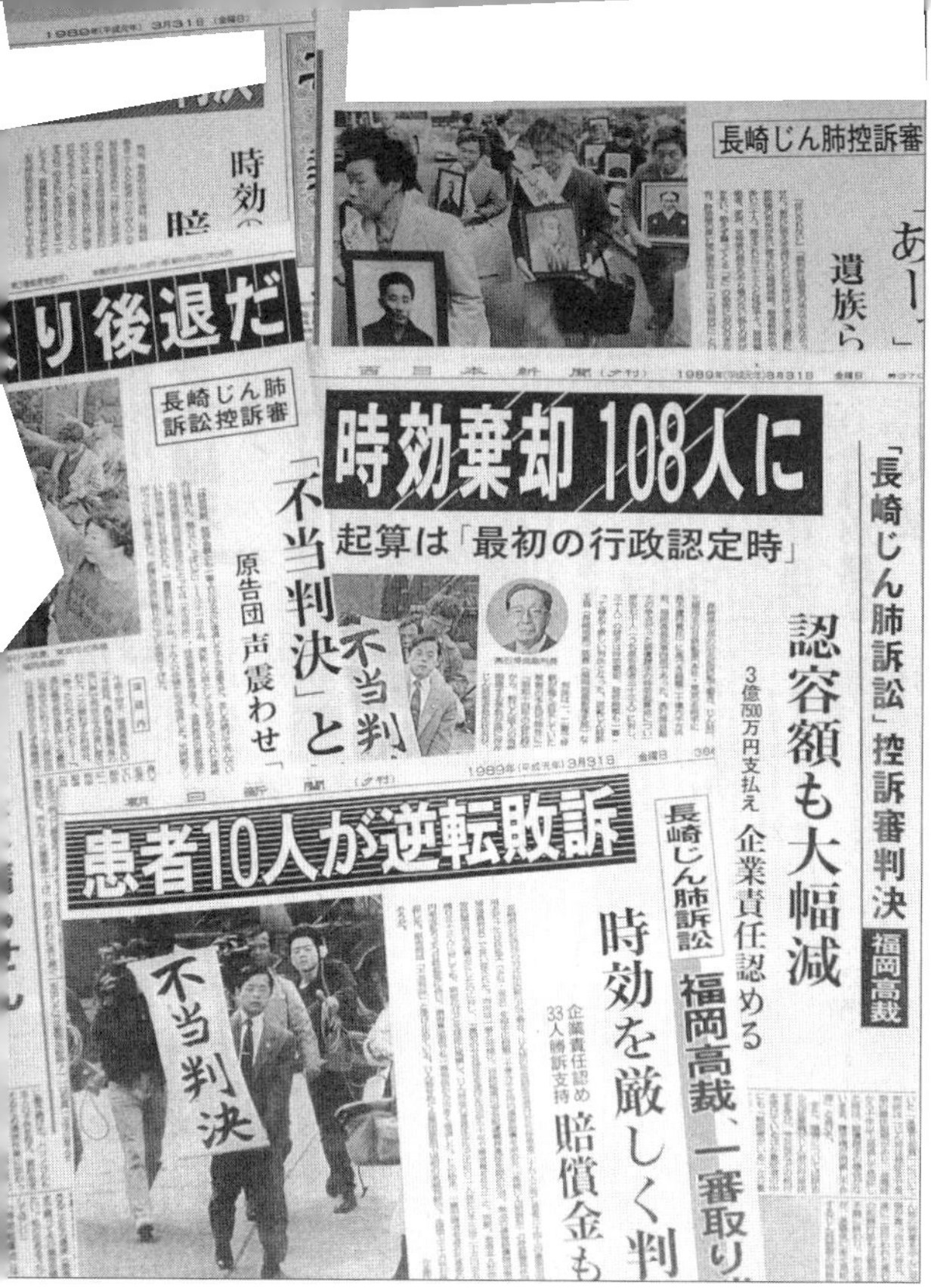
長崎じん肺控訴審
遺族ら
り後退だ
長崎じん肺
訴訟控訴審
時効棄却 108人に
起算は「最初の行政認定時」
「長崎じん肺訴訟」控訴審判決
福岡高裁
認容額も大幅減
3億7500万円支払え
企業責任認める
「不当判決」と
原告団声震わせ
不当判決
患者10人が逆転敗訴
長崎じん肺訴訟
企業責任認め
33人勝訴支持

長崎じん肺訴訟控訴審判決を伝える1989年３月31日付夕刊各紙（右列上から，西日本新聞，同前，左列上から，毎日新聞，読売新聞，朝日新聞）

執刀医は、「大宮さんの肺は、岩粉《がんぷん》でコンクリートを塗ったみたいになっており、重さは普通の人の三倍もあった」と述べました。それなのに、大宮さんの肺を見た高石博良裁判長は「安物のビフテキみたいだ」と言い放ったのです。

それだけではありません。被害の重篤さ、影響の重大さを立証するために、原告の子どもたちが、弁当を持って行けなくて昼休みは一人校庭に出ていたことや、苦しむ親の姿を見ながら看病する辛さなど、親の苦しみ、自分の苦しみを証言しました。これまでの本人尋問にはない、家族の生活の悲惨さが語られた法廷でした。にもかかわらず、証言を聞く裁判長の態度は、横を向いたり姿勢を崩したりと、真摯なものではありませんでした。一方で、鑑定や進行に関する協議では、「裁判が長引いて大変ですね」とか、「時効に関する原告のご意見は分かりました」などの発言を繰り返していました。

ただ、この尋問の準備を通じて、多くの子どもたちが訴訟に参加することとなり、原告団の団結は深まり、子どもたちが運動を支える力となっていきます。判決前年の一九八八年には、東京で遠州じん肺訴訟の勝利解決を求める一〇〇〇人集会、第三回じん肺総行動、なくせじん肺九州・四国キャラバンを行うなど、運動は大きく盛り上がっていました。

一九八九年三月三十一日、福岡高裁が控訴審判決を言い渡しました。判決は裁判長の名をとって「高石判決」と呼ばれています。

高石判決は、日鉄鉱業のじん肺加害責任を認めながら、一審判決の損害額を大幅に切り下げ、原告側に二億五〇〇〇万円の返還命令を出すとともに、最初の行政決定から時効が進行するとして、一審判決よりも多い患者三十人（原告一〇八人）の請求を時効で棄却するという、とうてい容認することができない不当なものでした。

弁護団は判決について、鑑定の結果から多少の減額は予想していましたが、半分以下の減額と大量の時効棄却者はまったく予想していませんでした。ましてや、二億五〇〇〇万円もの返還命令など、想像を超えるもので、あまりの内容にショックを受けました。

それでも、「責任は認めている、顔を上げて日鉄に行こう！」という支援者の熱い言葉に励まされ、新たな闘いに歩き出したのです。

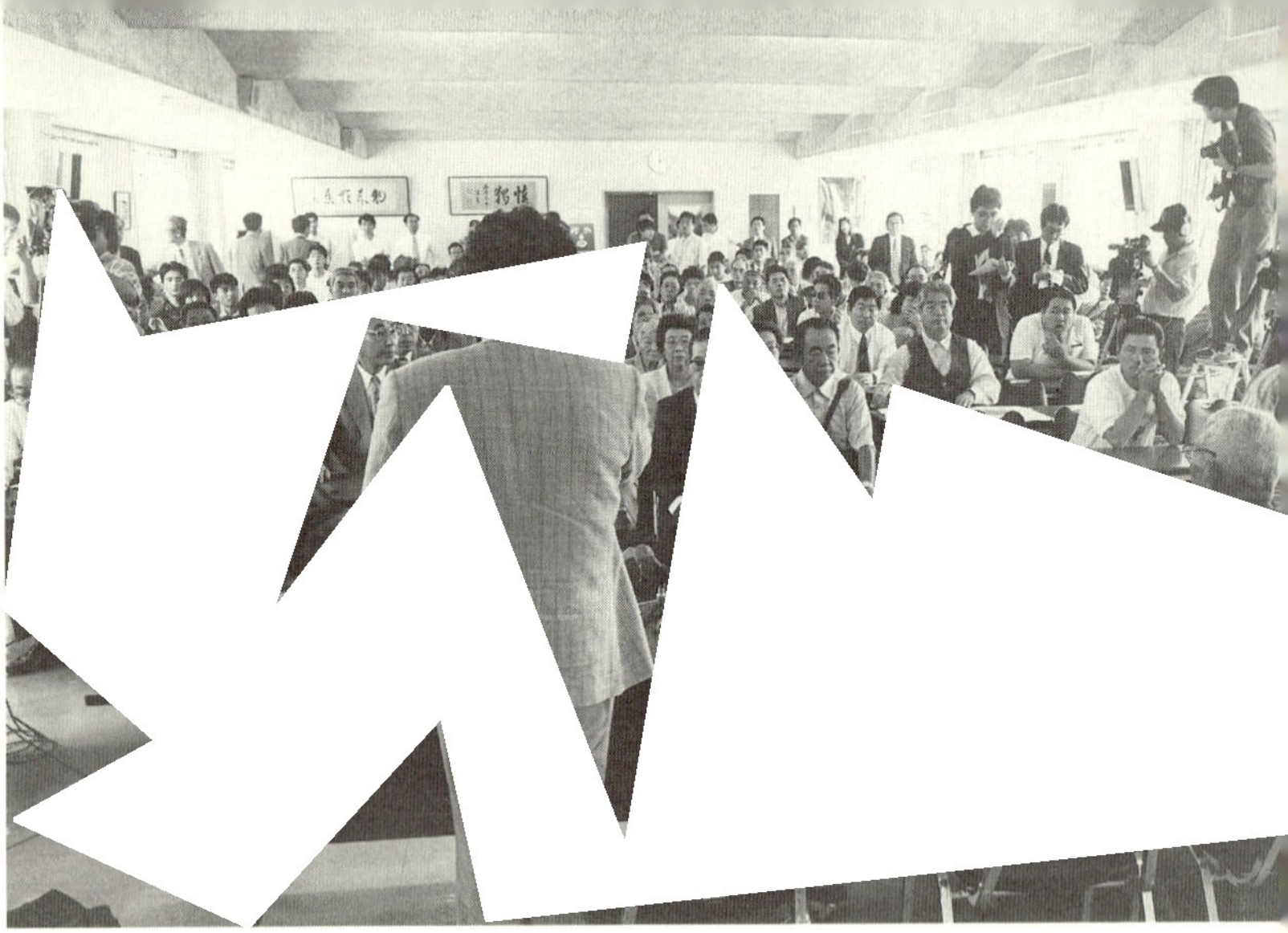

控訴審判決後の集会

高石判決を乗り越える全国の闘い

広がるじん肺闘争

人間の怒りと悲しみに時効はない

一九八九（平成元）年三月、高石判決が出された当時、北松じん肺訴訟のほかに、常磐じん肺第一陣、伊王島、筑豊、北海道石炭、北海道金属、日鉄松尾、日鉄釜石などのじん肺訴訟が各地の裁判所で闘われていました。判決の日の夜、全国各地の原告団・弁護団や支援の方々が参加して開かれた「判決報告集会」では、不当な高石判決に対する怒りの声が次々と噴き出し、なんとしてでも最高裁で勝利するために運動をさらに大きくしていくことが必要であると確認されました。

そして、「じん肺闘争支援東京連絡会」（以下「東京支援連」）が結成されるとともに、「人間の怒りと悲しみに時効はない」という憲法学者・星野安三郎先生の励ましの言葉を受けて、それまでの各地における点と点の闘いを線でつなぐ闘いに発展させていくこととなったのです。その闘いの一つとして、この年の秋に北松じん肺訴訟を支援する会が中心となって行った「九州・四国じん肺キャラバン」を発展させ、「なくせじん肺全国キャラバン」行動も提起されました。

高石判決を乗り越える先陣を切ったのは、翌一九九〇年二月二十八日、福島地裁いわき支部で判決が出された常磐じん肺第一陣訴訟です。この判決は、企業のじん肺加害責任について、単なる過失責任（注意義務違反）ではなく、故意責任（じん肺にかかるのを予見しながら、あえて対策をとらなかった）とする

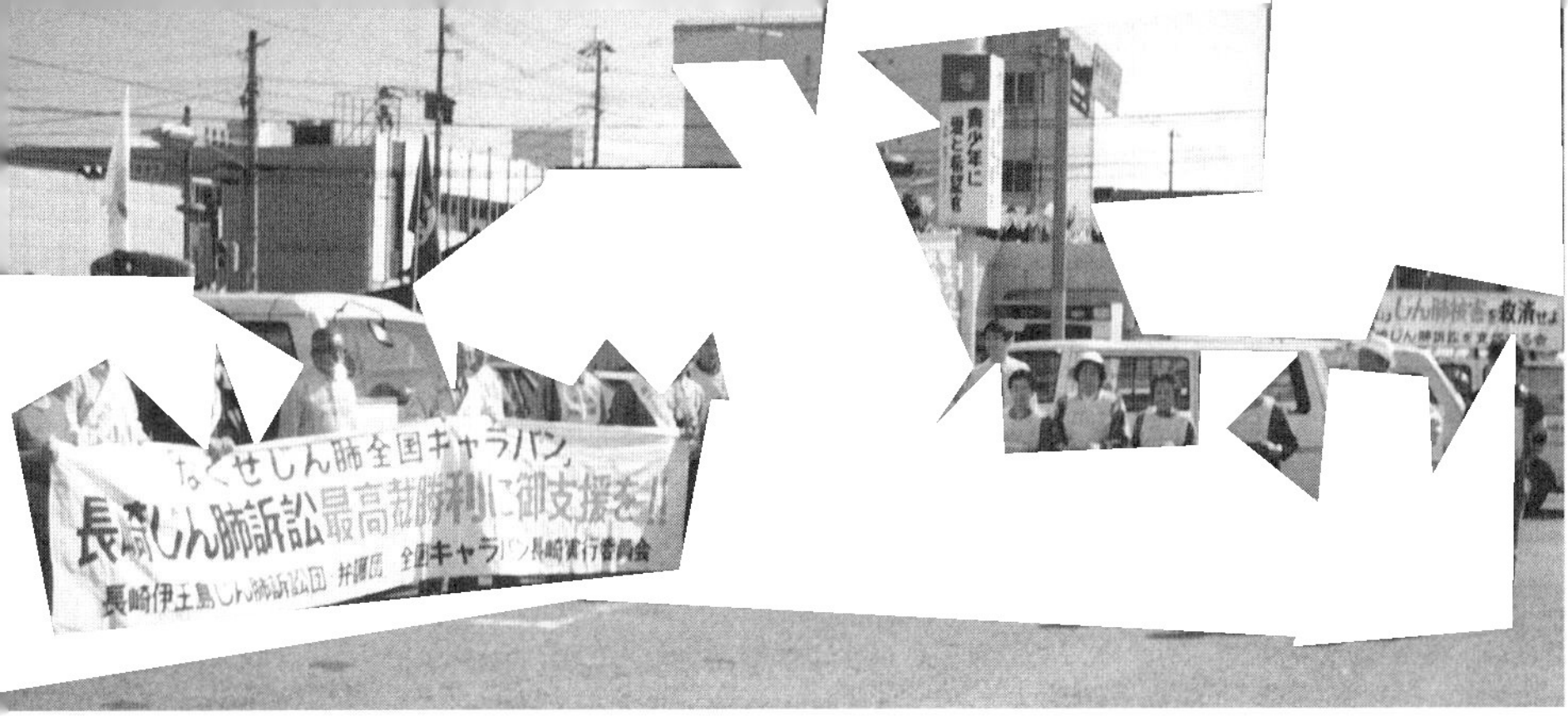
なくせじん肺全国キャラバン
長崎じん肺訴訟最高裁勝利に御支援を!!

第１回「なくせじん肺全国キャラバン」の集結集会
（1990年10月、飯塚市役所駐車場）

画期的判断を示しました。それとともに、じん肺訴訟で最大の争点となっている時効について、「単に時効期間が経過した」という理由だけで損害賠償責任を否定することは「著しく正義に反する」として、原告全員を救済する画期的な判断を行いました。また、損害額についても、高石判決を大幅に上回る二〇〇〇万〜一二〇〇万円を認定したのです。しかし被告側（原告側も）は、判決を不服として直ちに仙台高裁に控訴しました。

仙台高裁は、「負けた方の言い分を聞くのが高裁の役割」などと言って、被告申請の証人尋問を行いながらも、審理当初より「被害救済のために社長に解決のご決断を願いたい」と、被告に早期に和解で解決するよう促していました。このような経過のなかで仙台高裁は、一九九一年九月十日に時効差別のない一審判決を基本とする和解案を提示し、翌年一月二十四日、勝利的和解が成立しました。

早期和解の流れを作る

常磐じん肺第一陣訴訟の和解は、高石判決を完全に乗り越えたものであり、最高裁での闘いを展開している全国各地の原告団・弁護団や支援組織に大きな励ましと展望を与えました。全国じん肺弁連と東京支援連は、仙台高裁での和解案が提示された直後、裁判の進行状況を見ながら、全国各

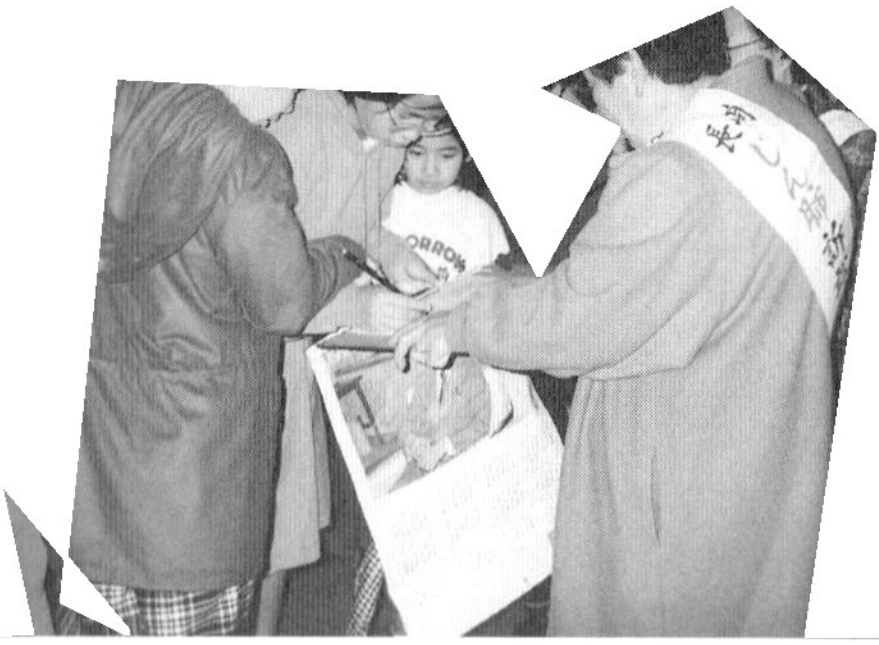

佐世保での署名活動

地の裁判所で連弾で和解案を出させることに意思を統一しました。良い判決は簡単に取れるものではありません。常磐じん肺訴訟の和解をきっかけに、和解できるところから和解しようと、各地の原告団・弁護団は競うように地元で和解のための運動に取り組んだのです。

その結果、一九九一年九月十八日に筑豊じん肺訴訟、同月二十五日に東京松尾じん肺訴訟、翌年二月二十四日に伊王島じん肺訴訟、四月二十四日に北海道金属じん肺訴訟と、たて続けに和解勧告が出されました。ところが、北海道金属じん肺訴訟を除くほかの訴訟では、被告企業と国が和解を拒否したため、判決の道へと進んでいったのです。

しかし、各地の裁判所が相次いで和解勧告を出したことは、「じん肺訴訟は早期に和解で解決」が司法の流れとして確実に定着してきていることを示すとともに、全国各地の原告団・弁護団と支援組織を大きく勇気づけました。

北海道金属じん肺訴訟は、住友金属鉱山や三菱マテリアルなど、わが国を代表する非鉄金属企業を相手とする典型的な金属じん肺訴訟です。この訴訟の患者原告は一二一名、被告企業は十一社という大型の集団訴訟で、提訴以来十二年の歳月を要していました。また、最重症の行政決定のときから時効が進行する（北松じん肺訴訟一審判決）とした場合でも、約半数の患者が時効対象者となることから、企業は時効を持ち出し、徹底的に争っていました。札幌地裁は

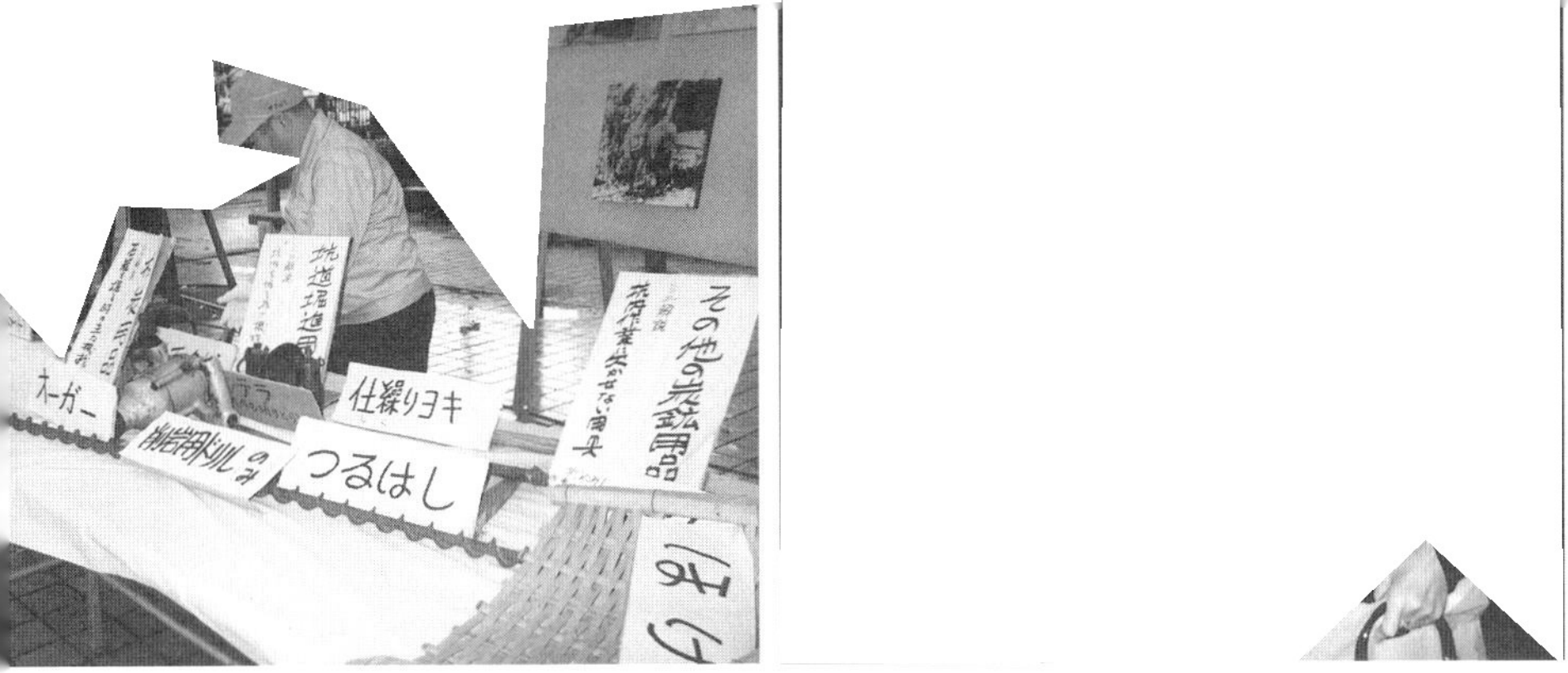

佐世保での署名活動

和解勧告を行うとともに、時効差別のない全員救済を前提として、一八〇〇万〜一三〇〇万円の賠償を命ずる和解案を提示し、一九九二年七月十日の住友金属鉱山を皮切りに、同月二十七日までにすべての被告企業が和解に応じ、十二年強に及ぶ闘いを勝利的和解で解決したのです。

その後も、同年九月九日に常磐じん肺第二陣訴訟の和解成立、十月二十一日に北茨城じん肺第一陣訴訟の和解勧告、十二月十六日に筑豊じん肺訴訟の「和解に対する裁判所の見解」、翌年三月二十四日に北茨城じん肺第一陣訴訟の和解成立、四月三十日に大阪高見じん肺訴訟の和解成立と、各地の裁判所で和解勧告や和解成立が相次ぎました。しかも、裁判所の和解案や成立した和解は、いずれも高石判決の賠償額を大幅に上回るものであり、時効差別のないものでした。

これは、全国の原告団・弁護団と支援組織が一体となって、常磐じん肺第一陣訴訟の流れ、つまり、「じん肺訴訟は時効差別をせず、早期に和解で解決を」という流れを裁判所に位置づけさせる運動の成果でした。不当な高石判決を破棄させるための外堀は完全に埋められました。

あとは、最高裁に弁論を開かせることです。全国の原告団・弁護団と支援組織は、最高裁宛て「一〇〇万人署名」を達成すべく懸命の努力をし、運動をさらに広げていきました。

北松じん肺訴訟最高裁での闘い

最高裁の扉を開く

全国の原告団・弁護団と支援組織は、全国が一体となった運動として一九九〇（平成二）年十月から「なくせじん肺全国キャラバン」に取り組んでいました。一九九三年も十月から第四回のキャラバン行動を展開していましたが、その最中の十月八日、最高裁から「弁論を開く」と連絡が入りました。ついに、最高裁の重い扉をこじ開けることができたのです。

最高裁での闘いは、まさに全国の知恵と力を結集したものでした。運動面だけでなく、上告理由書の作成、弁論での陳述などにおいても、全国じん肺弁連の枠を越えて、労働者とともに闘う弁護士たちからの応援を受けました。

全国じん肺弁連から代表幹事の小野寺利孝、幹事長の山下登司夫、事務局長の山本高行の三弁護士、日本労働弁護団から佐伯静治、岡村親宣、中野麻美、古川景一の四弁護士が弁護団会議に参加、現地の弁護団では、事務局長の河西龍太郎弁護士が円形脱毛症になるほど神経をすり減らしながら、筒井丈夫弁護士とともに奮闘していました。最後の上告理由書を出した直後、筒井弁護士ががんに侵され戦線を離脱せざるを得なかったことは、言葉では言い尽くせない悲しみでした。

「弁論を開く」という最高裁からの連絡を受けて、上告審拡大弁護団会議が開かれました。弁論が開かれる以上、高裁・高石判決を最高裁が見直すことは明らかだったので、弁護団は色めき立って「弁論のもち方」について議論を尽くしました。

「時効起算点」についての法律判断が見直されることは明らかでした。問題は、「損害額（慰謝料額）」を見直すかどうかの点でした。その点では、損害額をどうするかという金額評価は法律判断ではないので、法律審（法律判断のみを行い事実に関する判断はしない）という上告審の構造上、金額の見直しはしないだろうというのが弁護団メンバーの共通認識で、この点がネックではありました。しかし、「あの高石低額判決はあまりにひどい」、「許せない」という全員共通の思いから、時効論と損害論をともに弁論で徹底して明らかにしていくことを最終的に確認しました。

また、「最高裁が弁論を開くときには、結論はすでに決まっている」と先輩諸氏から聞かされていたので、「弁論で最高裁裁判官の考え方を変えられるのだろうか」という一抹の不安はあったのですが、「今度の弁論が本当の勝負」、「今度の弁論で高石判決の誤りを完璧に明らかにする」という意思統一を図り、以後、弁論を行う七人の弁護士が練りに練った原稿に何回も全員で目を通したうえ、本番の法廷さながらに声に出して、その説得力の確認を行いました。決して負けられない背水の陣で世論喚起の運動に取り組み、やっと勝ち取った弁論だったのです。

最高裁での弁論

一九九三年十一月三十日に行われた弁論では、七人の弁護団員が分担して九十分の弁論を行いました。

弁論のトップを任された原田直子弁護士のテーマは、被害。「この人を救わないでどうする」と最高裁

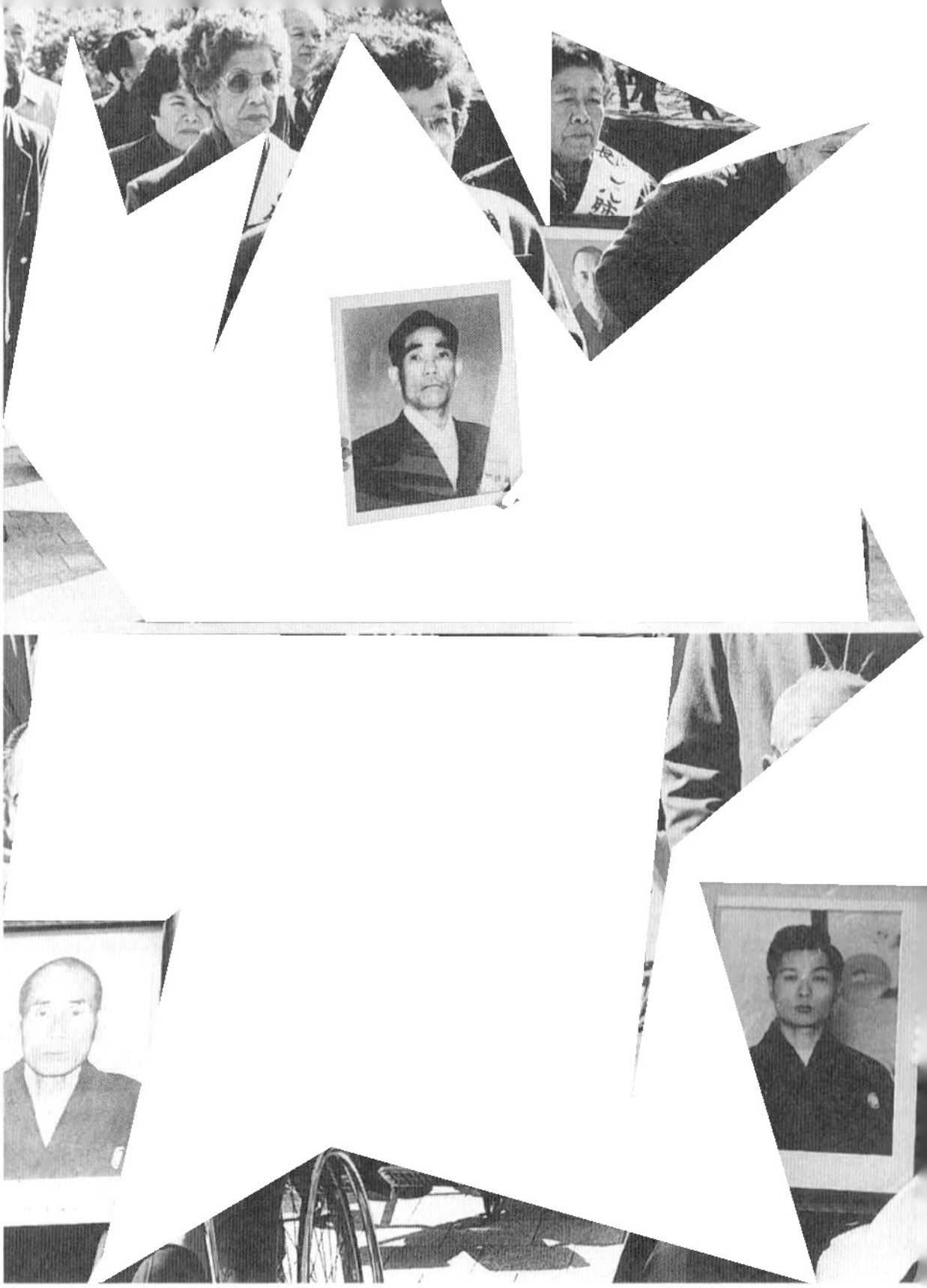
最高裁へ入廷する原告と遺族

の裁判官に思わせるにはどうすればよいのか。弁護団会議の直前まで、なにを弁論するかが決まらないでいました。しかし、時効差別のない全員救済のためには、「死亡時起算点説」という一番救済範囲の広い時効論をとっても救われない田中重信さん（控訴審第一回弁論で意見陳述した田中千代子さんの夫）を救済する必要があるとして、「田中さんが救済される弁論」にしようと決まりました。

その後に続く弁論でも、高石判決の時効判断の誤りを詳しく指摘していくとともに、原告たちの被害の実態や苦しさ、家族を巻き込んだ深刻な家庭破壊の状況を克明に述べて、高石判決の損害の判断が、これを無視した非常識なものであることを明らかにしていきました。この高石判決の認容額の異常な低さを弁論した山元昭則弁護士は、五人の原告を例に、彼らが一生懸命働いてきたこと、そのうち、咳や痰が続くようになり、五十歳になる前には働けなくなってしまったこと、その後の経済的困窮と死亡前の呼吸困難の苦しみなどを具体的に述べ、この人たちの被害が一二〇〇万から三〇〇〇万円でいいのかと迫りました。

その弁論を、病を押して九州から出廷した内野春次郎原告団長と山田政次事務局長、三人の遺族原告が

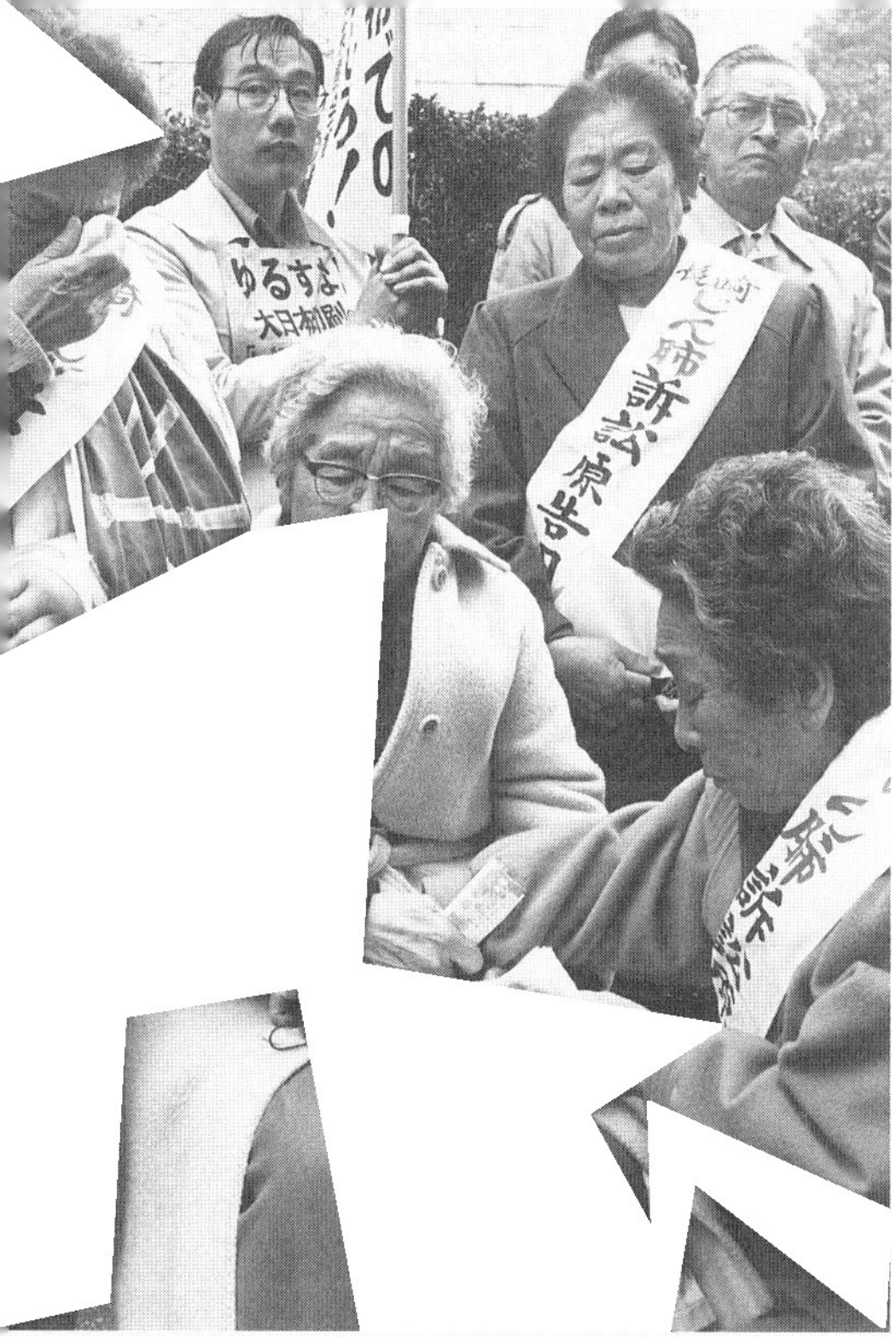

作家の松田解子さんと遺族たち

見守りました。作家の松田解子《ときこ》さんや歌手の横井久美子さん、全国の原告団・弁護団、じん肺闘争を支援する労働者・市民が傍聴するなかで、じん肺被害の実態を前面に出しながら説得力のある感動的な弁論でした。

そしてこれらの弁論を、可部《かべ》恒雄裁判長は身を乗り出して、大野正男裁判官はうなずきながら、一語一句聞き漏らすまいとするようにして聴き取ってくれたのです。

七人の弁論のうちの四人の弁論が終わったところで、可部裁判長から、「ここで十五分ほど休廷とします」という訴訟指揮がありました。書記官からは「九十分の弁論ということを厳守するように」と事前に告げられていたので、予期しない休廷でした。そのうえ、再開して全員の弁論が終わったところで、五人の裁判官が想定外の合議に入り、合議後、裁判長から「本日の弁論を終わります。判決は追って指定とします」という訴訟指揮があったので、本当にびっくりしました。というのも、書記官からは事前に判決予定期日の内示を受けていたからです。その予定期日が延びるということは、この日の弁論を受けて、最高裁の五人の裁判官が事前の予定を変更したことを意味します。

最高裁の判決は「調査官判決」と言われており、事前に調査官が準備した判決文に沿って淡々と進められるものとばかり思っていた弁護団としては、驚きとともに、「今日の弁論を本気で聴いてくれた」、「今日の弁論を反映した判決を出してもらえる」という心からの実感を持つことができました。

最高裁判決の内容

翌一九九四年二月二十二日、最高裁判決が出されました。判決は、不当な高石判決を破棄し、福岡高裁に差し戻すというものでした。ついに、全国の原告団・弁護団と支援組織が一体となって取り組んできた運動が実を結んだのです。

破棄理由は二点あります。

第一点は、時効の起算点についてです。一審判決は「最重症の行政決定」のときから進行するとして、二十名の患者の請求を棄却し、高石判決は「最初の行政決定」のときから進行するとして、三十名の患者の請求を棄却しました。これに対し最高裁判決は「最終の行政決定」のときからとして、十名の患者に対する高石判決の判断を破棄しました。

第二点は、損害額についてです。最高裁判決は、「(高石判決が認定した)慰謝料額は低きに失し、著しく不相当であって、経験則又は条理に反する」として、三十三名の患者の敗訴部分を破棄しました。

責任(安全配慮義務違反)を確定させたことと損害賠償金額の見直しについては画期的な判決でしたが、全国のじん肺訴訟の共通の課題である時効差別を乗り越えることができませんでした。記者会見に臨むことになっていた内野春次郎さんと谷村静野さんは二人とも棄却されており、弁護団からお二人は負けてしまったと聞かされ、言葉もなかったと思います。それでも、すぐに画期的な判決であることを理解して、

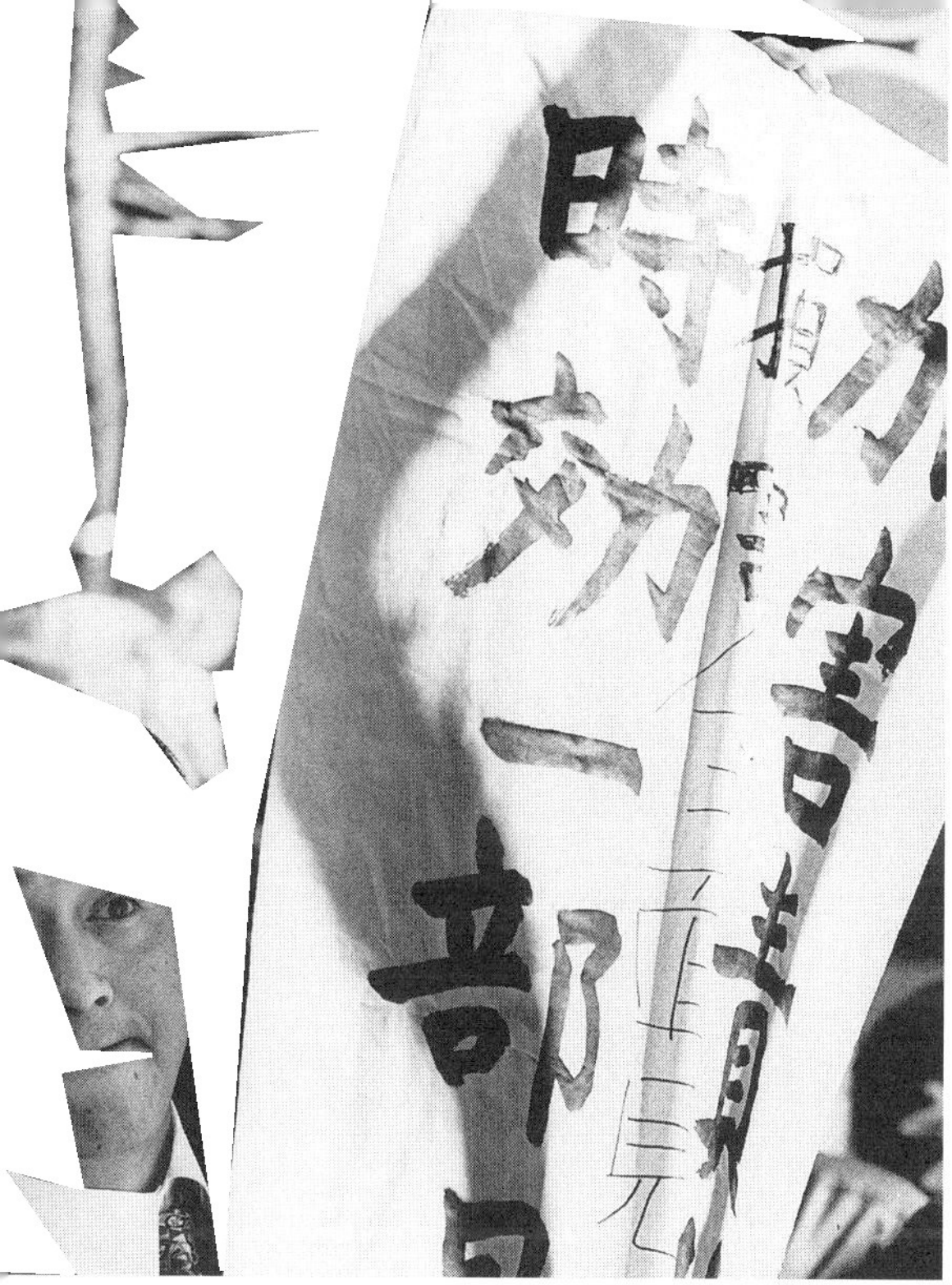
最高裁判決の旗出し

顔を上げて記者会見場に向かいました。

弁護団は損害額見直しに関する旗を用意していなかったので、旗出し役だった山本一行弁護士が旗の余白にサインペンで「損害全面見直し」と小さく書き込んで駆け出していきましたが、記録写真でもほとんど見えない状態でした。

この判決は、最高裁において初めて企業のじん肺加害責任を確定させたものです。この最高裁判決により、とくに炭鉱企業のじん肺加害責任をめぐる争いは完全に終止符が打たれました。しかし、一部について時効差別を認めたことは、世論と下級審の流れを無視するものであり、とうてい容認できないものです。最高裁判決を取り上げた新聞の社説もこの点を厳しく批判しています。

そして差戻審へ

北松じん肺訴訟最高裁判決は具体的な賠償額こそ示しませんでしたが、この判決でじん肺訴訟の賠償額については基本的に決着がついたと言えます。このことは、最高裁判決後の一九九四年九月二十二日の筑豊じん肺訴訟和解案、十二月十三日の伊王島じん肺訴訟判決、翌年六月二十日の四国トンネルじん肺訴訟和解案、七月二十日の筑豊じん肺訴訟判決

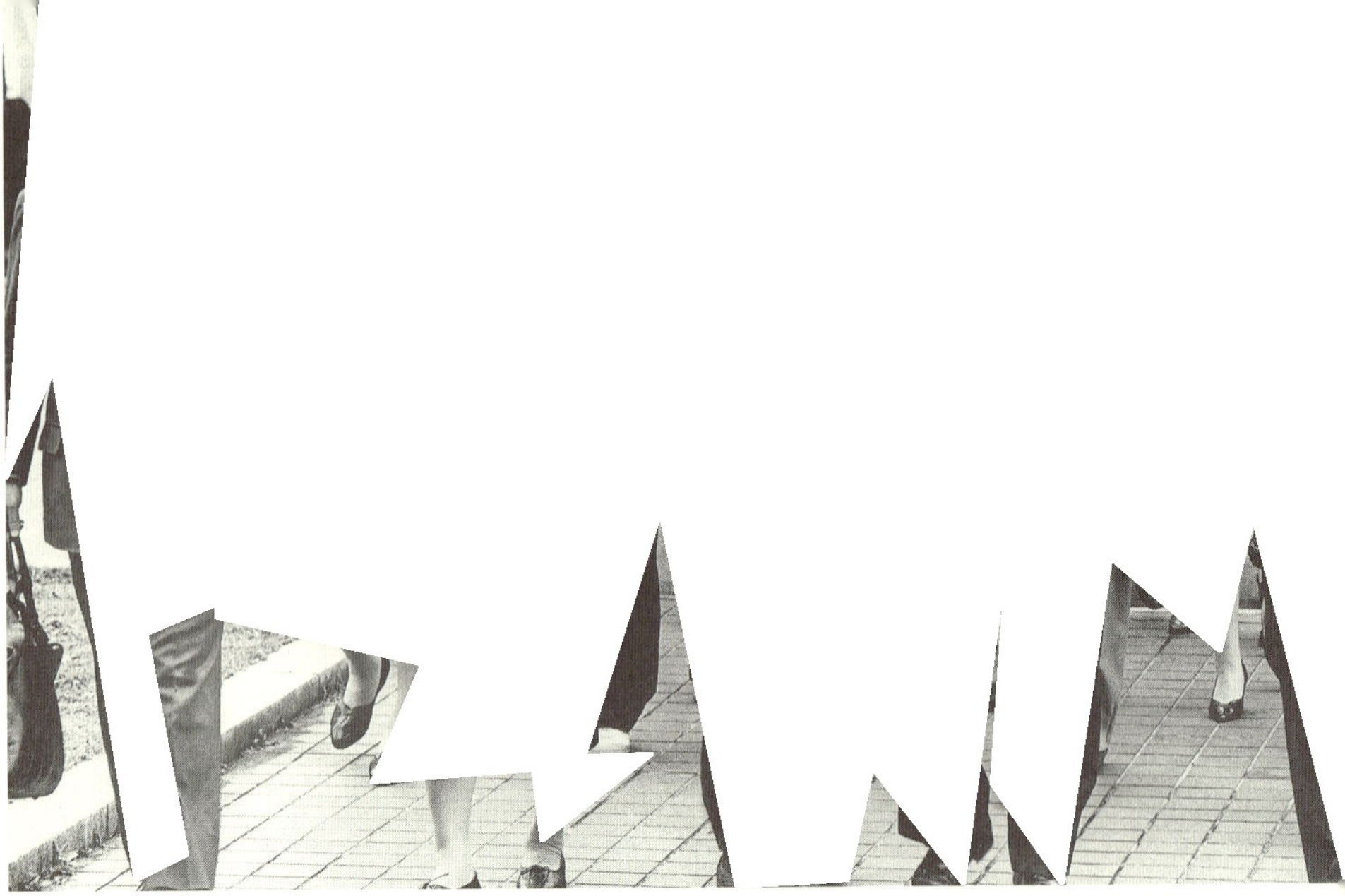

差戻審結審の日

の賠償額が、いずれも北松じん肺訴訟最高裁判決を踏まえ、高石判決の賠償額を大幅に上回るものとなっていることを見れば明らかです。

そして、この問題に完全に決着をつけたのが一九九五年九月八日の差戻審判決です。差戻審判決の賠償額は、二三〇〇万～二二〇〇万円であり、一審判決の賠償額をも上回るものとなっています（管理2合併症の賠償額を一〇〇〇万円から一二〇〇万円に増額）。差戻審判決が出された直後の「鉱業新聞」は、「金属鉱山のじん肺訴訟に始まった、一連の慰謝料を求めるじん肺訴訟に、これで司法段階での『最終価値判断』が示されたことになる。今後は、係争中のものについては、和解のかたちで解決へ向かうことになり、また、これから訴訟に持ち込もうとするものは、当事者間での話し合いで解決をみることになろう」（社説）と述べています。

差戻審後に出された判決は、いずれも差戻審判決を踏まえ、要療養じん肺患者について、一九九六年三月二十二日の三菱マテリアル細倉じん肺一次訴訟判決が二三〇〇万～

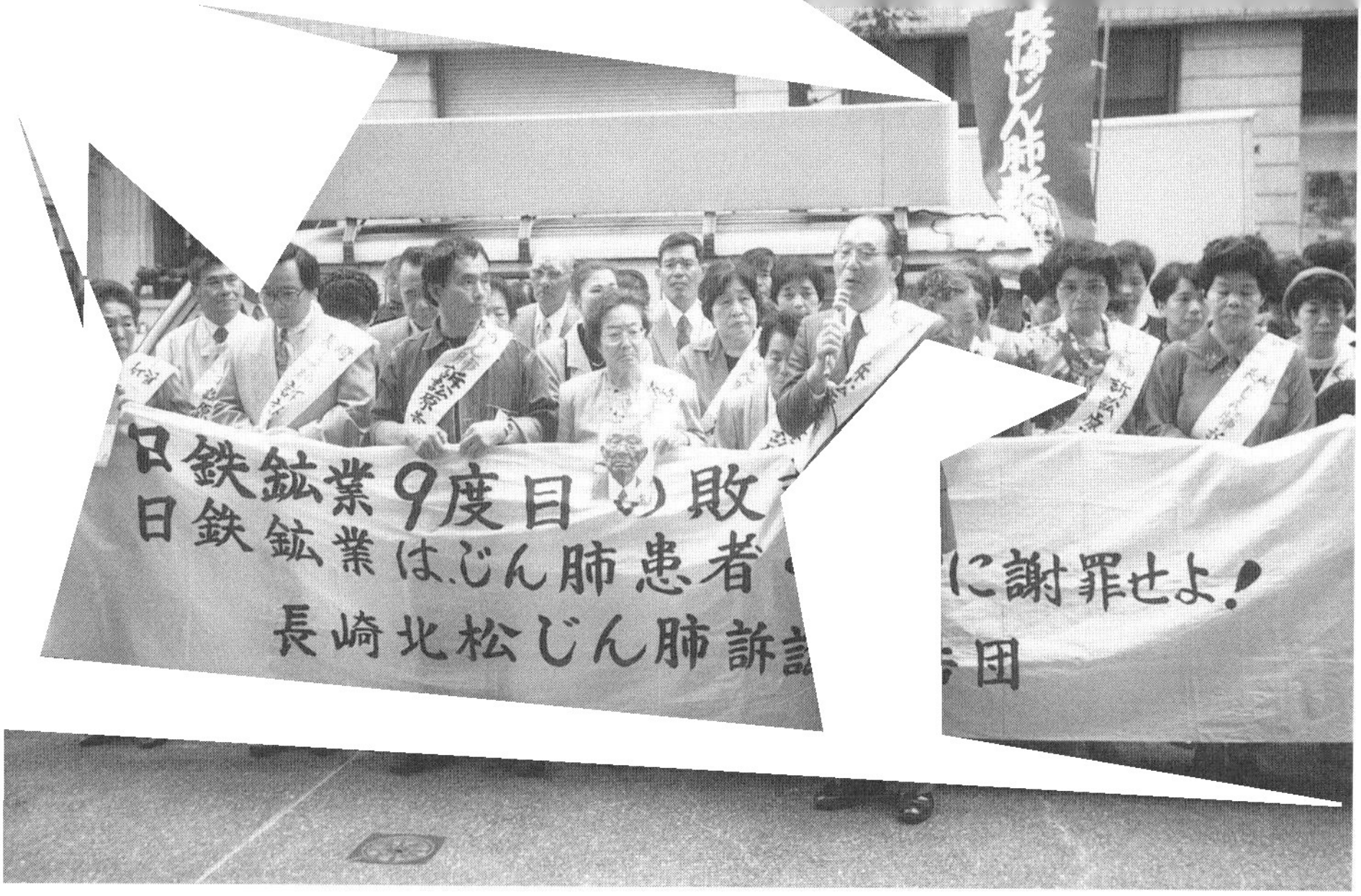
日鉄鉱業9度目の敗訴
日鉄鉱業はじん肺患者に謝罪せよ!
長崎北松じん肺訴訟原告団

差戻審判決後の東京行動

一三〇〇万円、七月三十一日の伊王島じん肺訴訟控訴審判決が二三〇〇万～一四〇〇万円、一九九八年十一月二十五日の日鉄鉱業じん肺全国訴訟が二二〇〇万円～一三〇〇万円の賠償額を認定しており、この水準が確実に定着することとなりました。

とくに伊王島じん肺訴訟控訴審判決では、労災未認定のじん肺軽中症者を含む原告全員への賠償責任を認めています。これまで放置されてきた管理2・3非合併症のじん肺患者を早期に救済しなければならないとの法的判断が示されたわけで、じん肺防止対策の徹底に大きく資する画期的な判決でした。

東京での支援要請活動

手づくりの支援要請

日鉄鉱業の本社は東京にあります。北松じん肺訴訟原告団・弁護団が、東京でも運動を起こさなければならないと、

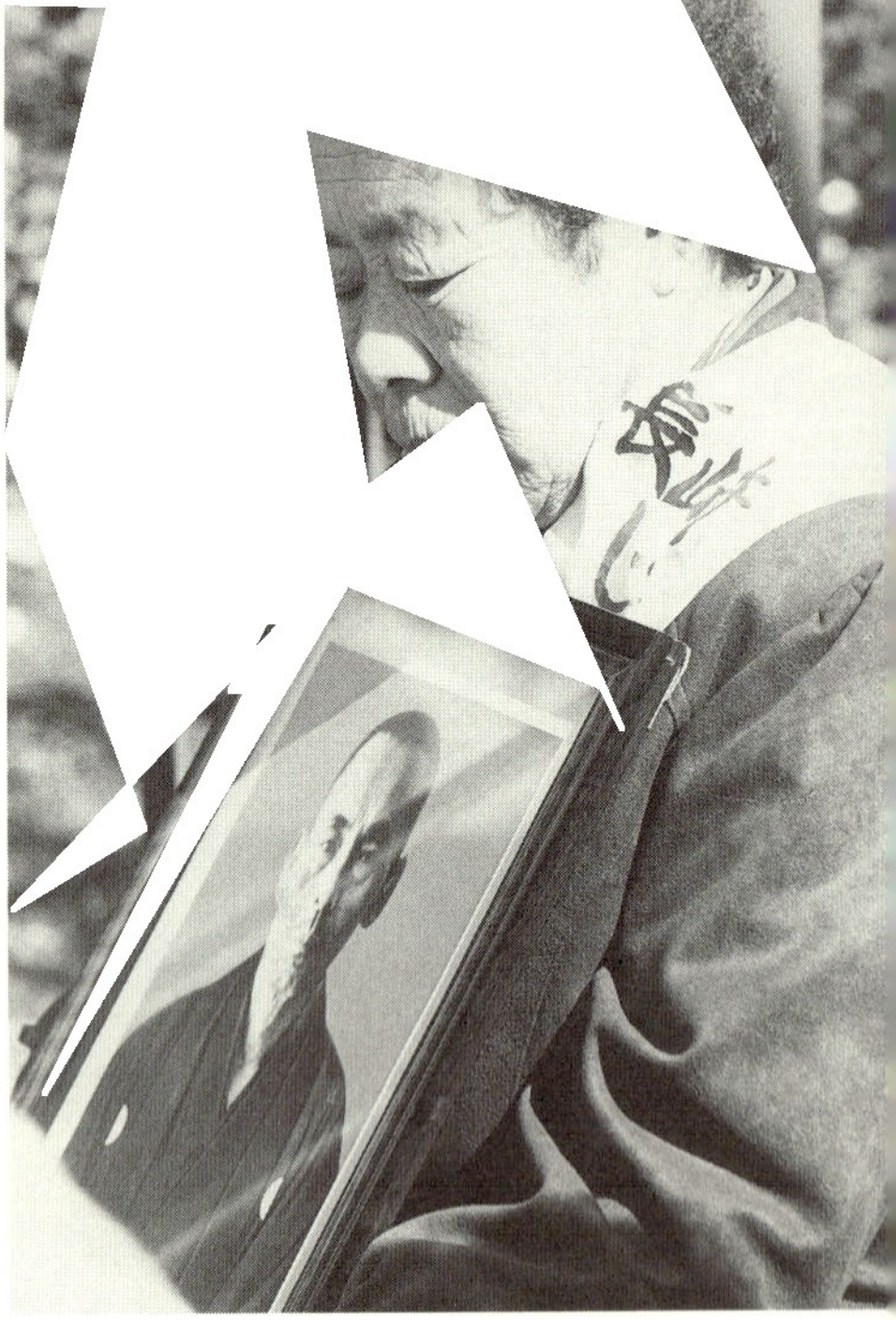

遺族原告

上京して労働組合などを回りオルグ活動をすることになったのは、北松じん肺訴訟一審判決（一九八五年三月）の直前からでした。

　それまで水俣病やスモン訴訟を支援してくれた千代田区労働組合協議会（以下「千代田区労協」）を中心に支援の要請に回ることとし、原告団と弁護団との数人で一組を作り、労働組合を中心に訪ね歩くことになりました。その後、高裁での闘い、最高裁での闘い、差戻審での闘いが続き、東京行動は実に合計一一四回、延べ三四三人が参加することになったのです。

　ひたすら歩き回り、一生懸命に訴えて回るというのが北松じん肺訴訟原告団のスタイルでした。運動が大きくなっても、なにか企画があるたびに上京オルグ団を組織して、労働組合を一つずつ丹念にオルグ活動して回るというスタイルを変えることはありませんでした。訴えて理解してもらう喜び、それで運動が広がるという実感が原告団を支えてくれたのだと思います。

　しかし最初、原告団は苦労しました。当時、東京ではじん肺はまったく知られておらず、「腎肺」と書かれたりもしたものです。まず、じん肺がなんであるかの説明から丁寧に行わなければなりませんでした。

　連日、足を棒にして歩き回りました。患者も遺族も日々の行動が終わると、くたびれ果てていました。たくさんの建物に分かれている旧東京都庁の庁舎を、歩いて組合事務所を探しながら支援を訴えて回ったのです。とくに、じん肺患者本人は歩き始めるとすぐにゼイゼイ言い出し、立ち止まって休まなければなりません。「ちょっと休ませて」、一緒に歩こうとすると、並ぼうとして無理をするのです。「先に行って、しばらくしたら止まって待っていてください」などと言われ、同行した弁護団も、改めてじん肺の症状の厳しさを認識したものです。

東京行動を終えて地元に帰り、今度は現地での集まりがあると、東京で一緒だった原告が参加していないということもありました。くたびれ果てて、寝込んでしまっていたのです。先頭に立ってがんばった内野春次郎団長は当時七十代、患者原告の中でもっとも若い一人の山田政次事務局長も六十間近、本当に大変だったと思います。

体のきつさだけでなく、どこにどう行けばいいのか、どんなふうに訴えればいいのかということにも苦労しました。

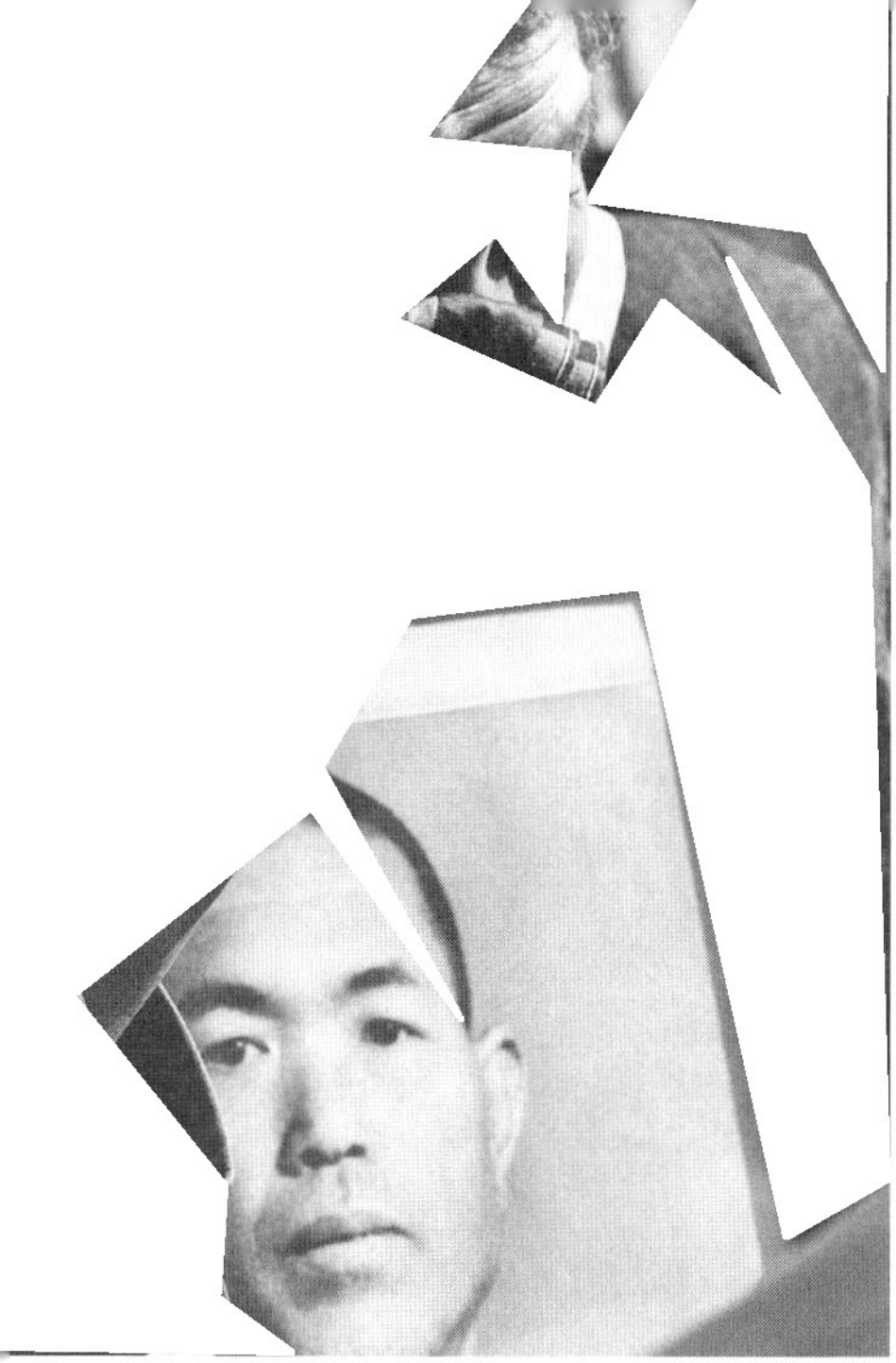

遺族原告

地図では行き先が分からないこともあり、訪ねた労働組合で次の行き方を教わっていました。「降りる電車の駅はどこか」から説明してもらう必要があり、「ずいぶん田舎者のオルグ団が来た」などと言われていたようです。

当時は、労働組合の再編が行われていた時期と重なっていました。要請をして、次の行き先の場所を尋ねたら、「そんな組合と一緒に運動を行うようなところには協力しない」と言われたこともあります。被害を分かってくれるところと広く一緒に運動をしたいのにと、悲しくなったものです。

東京は初めてという人が多く、なかには佐世保より遠くに出たことがないという原告もいました。遺族の大野シマさんが途中で迷子になり、大騒ぎになったことがあります。私たちが心配していると、タクシーに乗って帰ってきました。あっけらかんと話すには、一人でタクシーに乗ったのですが、方言がひどくて言葉が通じなかったというのです。何台目かに長崎出身の運転士さんのタクシーに当たり、ようやく宿舎に帰ることができたということでした。

大勢の人の前で話をするのは初めてだという原告も多くいました。集会でおずおずと、やっとの思いで訴えたあとで、それを聞いていた労働組合の同行者から、「それでははっきり伝わらない。もっとこういう訴え方をしたらどうか」と注意を受け、泣き出してしまう人もいました。千代田区労協の武藤ヒサ子さんは原則的な人で、被害や闘いの意義が分からない限り、請負のような運動は絶対しない、運動を広げるのであれば、自分たちで訴えて歩けと、たびたび叱られました。

支援の広がり

それでも被害を一生懸命訴えて、支援を広げていきました。最初に成果を感じたのは、一審の判決時です。短期間の取り組みにもかかわらず、判決集会には約三〇〇人が集まってくれました。一審判決は、時効で敗訴者が出ました。原告団の中が勝訴者と敗訴者とに分かれるという問題はその後もつきまとったのですが、支援の人の励ましを力に、そのつどそれを乗り越えることができました。「そんなことで負けち

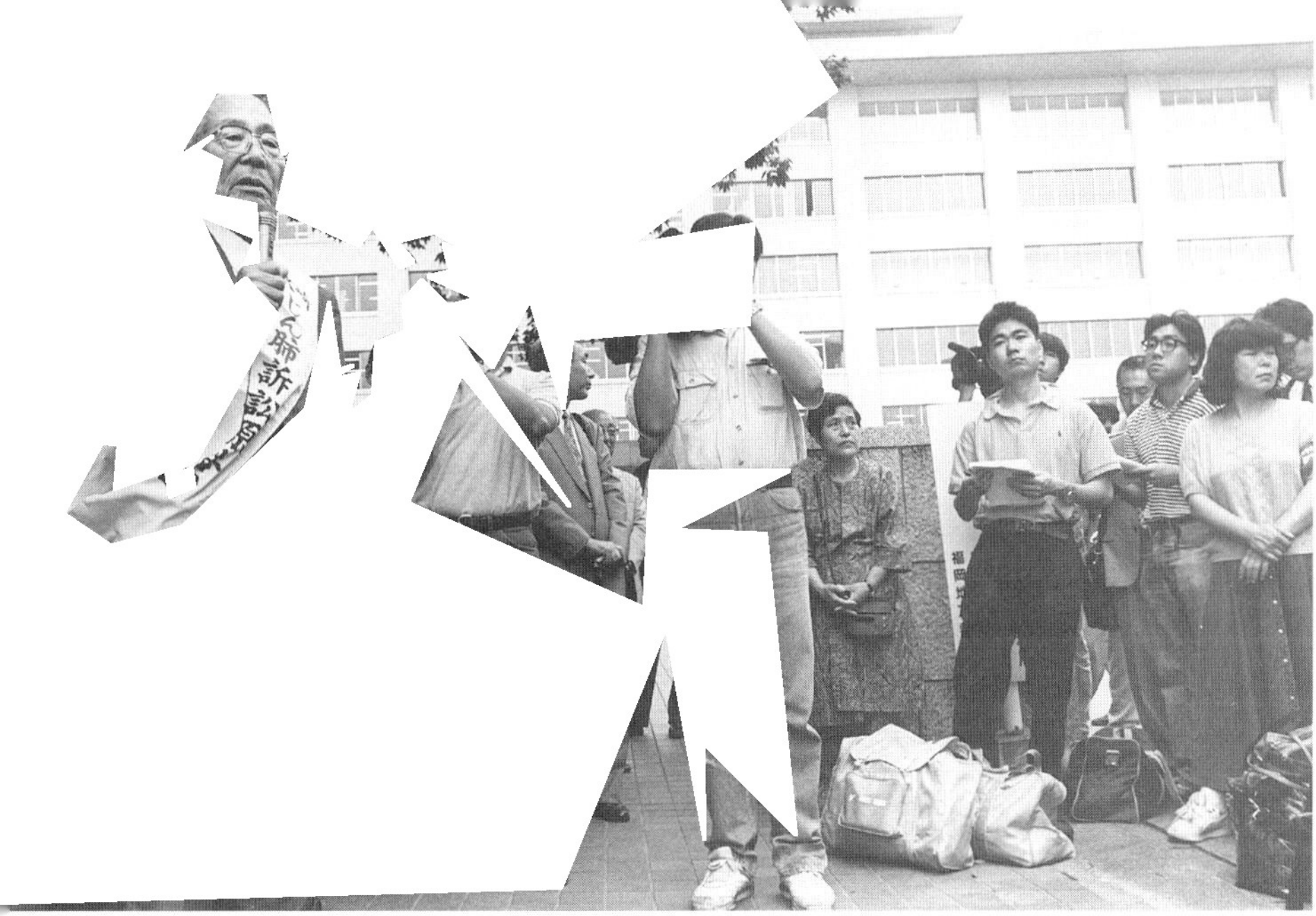

福岡地裁前で

ゃだめだよ。被害は同じなんだからみんなで力を合わせなきゃ」と直接励ましてもらい、後に「私たちのためにあんなにたくさんの人が応援してくれたのだから、恥ずかしいまねはできないと思った」と語る原告もいました。

北松じん肺訴訟原告団・弁護団員は千代田総行動にも参加するようになりました。一九八六（昭和六十一）年からは「じん肺総行動」が行われるようになり、デモ隊が日鉄鉱業本社前を通り、日鉄鉱業に向かってシュプレヒコールを行うようになったのです。

その後、控訴審継続中の一九八八年には、最初の「じん肺の根絶と被害の早期救済を求める一〇〇〇人集会」を成功させました。東京で一〇〇〇人を集めるのは本当に難しいことだと言われていたのですが、会場がいっぱいになりました。早めに会場に入った者は時間がたつにつれてだんだん増えてくる人に感激し、遅れて会場に入った者は扉を開けたとたんに目に入った多くの人に驚きました。集会では八十二人の学者や文化人による「じん肺の根絶を求めるアピール」を発表し、加害企業と政府

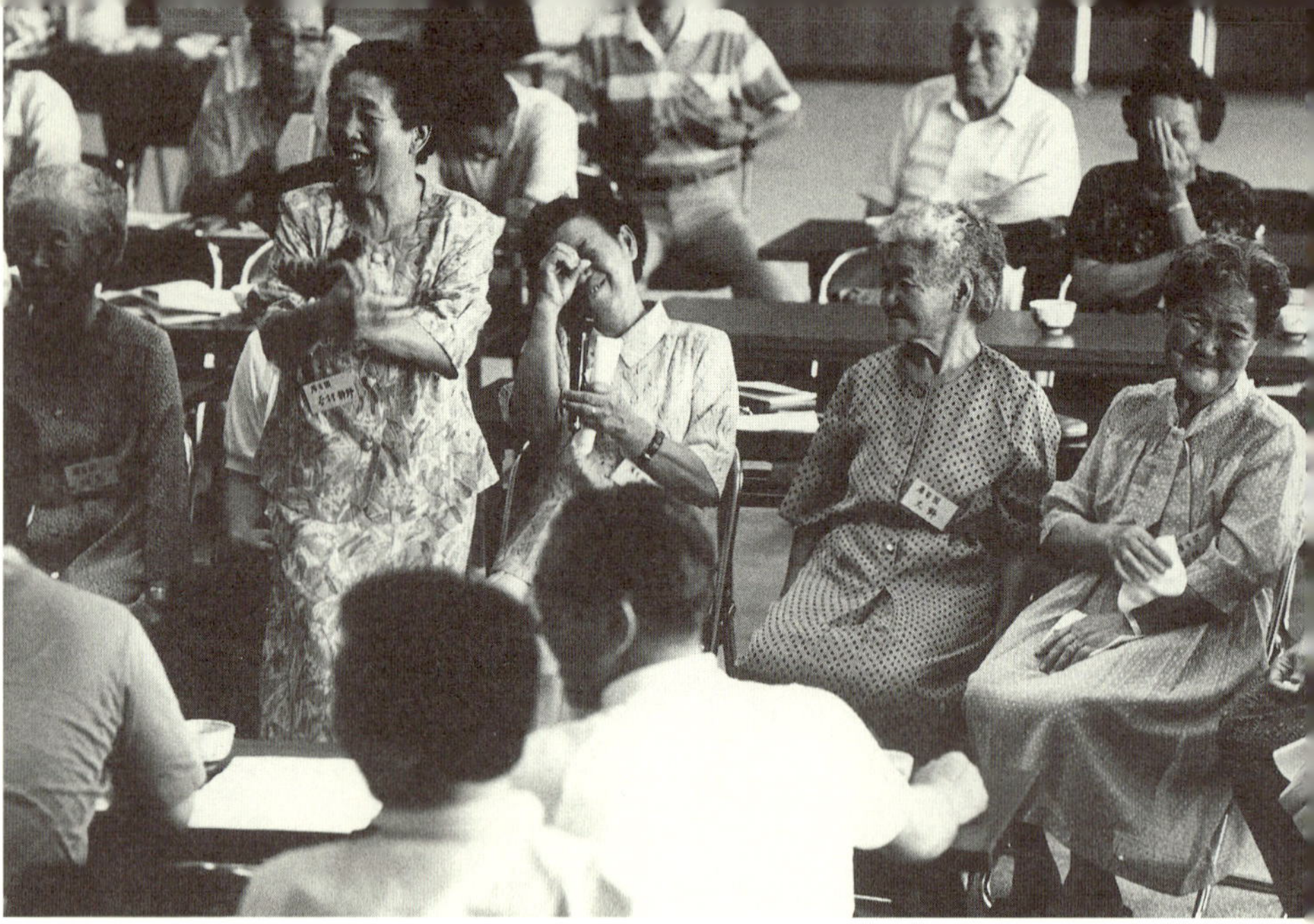

長崎現地交流会

は全面解決を図ること、企業はじん肺根絶に向けて最善の措置をとることなどの「集会アピール」を採択しました。そして翌日には、企業のほか、初めて経団連や日本鉱業協会にも要請活動を行いました。

東京から北松まで支援者がやってきて、現地交流会を開催するようにもなり、一九八九年には四十一名の支援者と現地で交流会を開きました。その後も毎年のように現地交流会が開かれ、支援組織のじん肺被害への理解も深まり、支援の内容も充実してきました。

このころ、武藤ヒサ子さんが『涙がこぼれそうで――じん肺患者の妻と子供達の手記』（一九八八年）を出版しました。この本の表題作「涙がこぼれそうで」には、遺族原告の谷村静野さんが、夫のじん肺のために暮らしに余裕がなくなり、転校した娘のセーラー服がほかの生徒のものと違っていたことを卒業式まで気がつかなかったというエピソードが載っています。この話は、後々までじん肺の被害を分かってもらうために多くの人が語りましたし、学校の教材にもなったそうです。

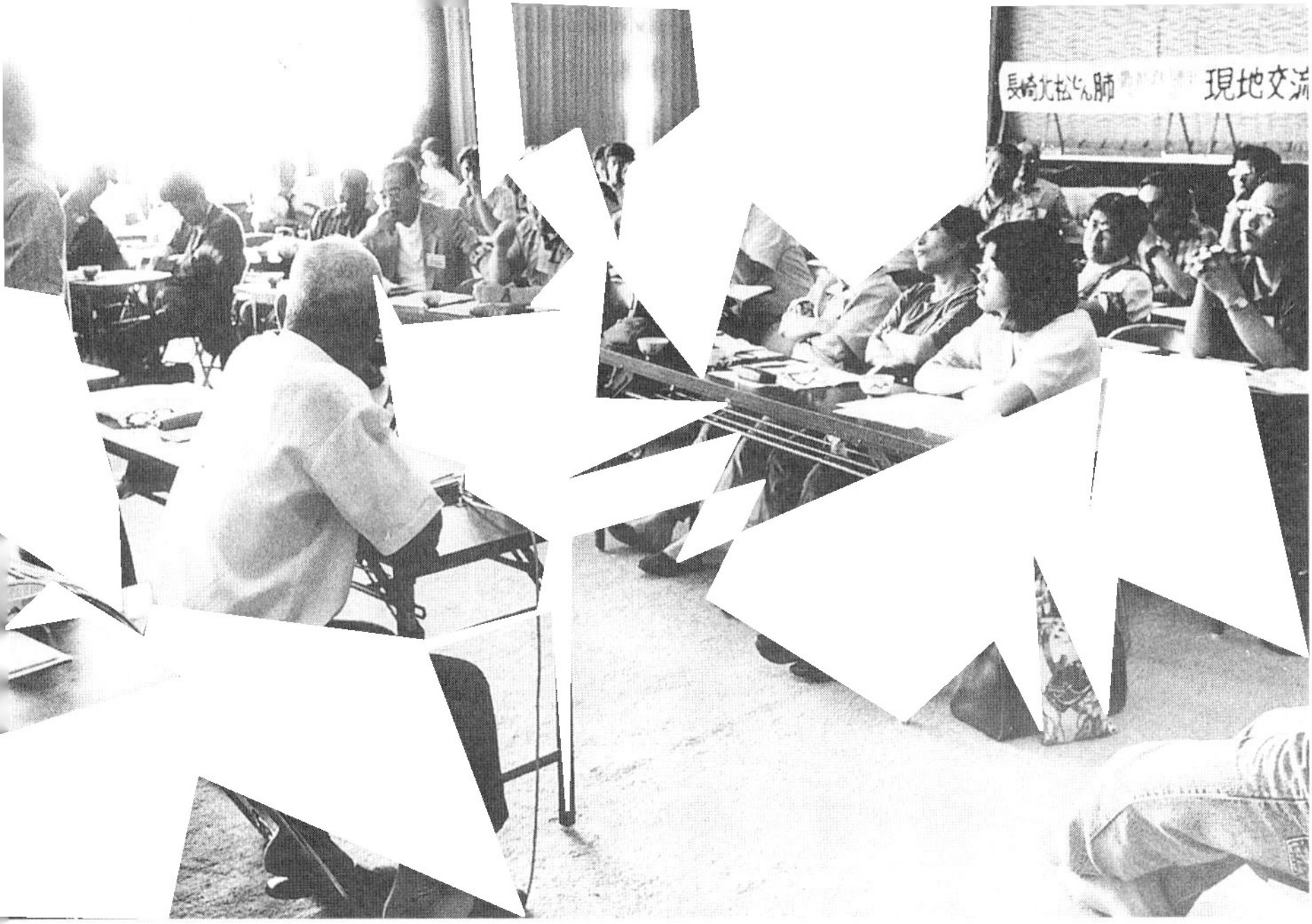

長崎現地交流会

一軒一軒、何度も何度も支援要請に回った成果が目に見えてきました。原告団も変わってきました。訴えれば支援してもらえると実感できるようになり、自分たちの訴えは正しい、聞き入れてもらえると自信がついたのです。上京行動の中で、とくに熱心に行動に参加していた遺族の谷村さんや大宮シズヱさんを中心に、「私が要請に行った組合の人が集会に来てくれていた」とうれしそうに話し始めると、負けるものかと「私はカンパをいくら集めた」と自慢げに語り合うようになっていました。東京の支援者の中にも、原告団から手紙をもらったとあちこちで自慢するように語る北松じん肺訴訟ファンも出てきたようです。

その支援要請活動の効果は、一九八九年の控訴審判決時にはっきり表れました。控訴審判決では、一審の二十名の時効棄却者に加え、新たに十名の時効棄却者が出ました。原告団長の内野さんも、熱心に行動をしてきた遺族の谷村さんも敗訴しました。原告団は落胆し、裁判をやめたいと言い出す人も出てきました。

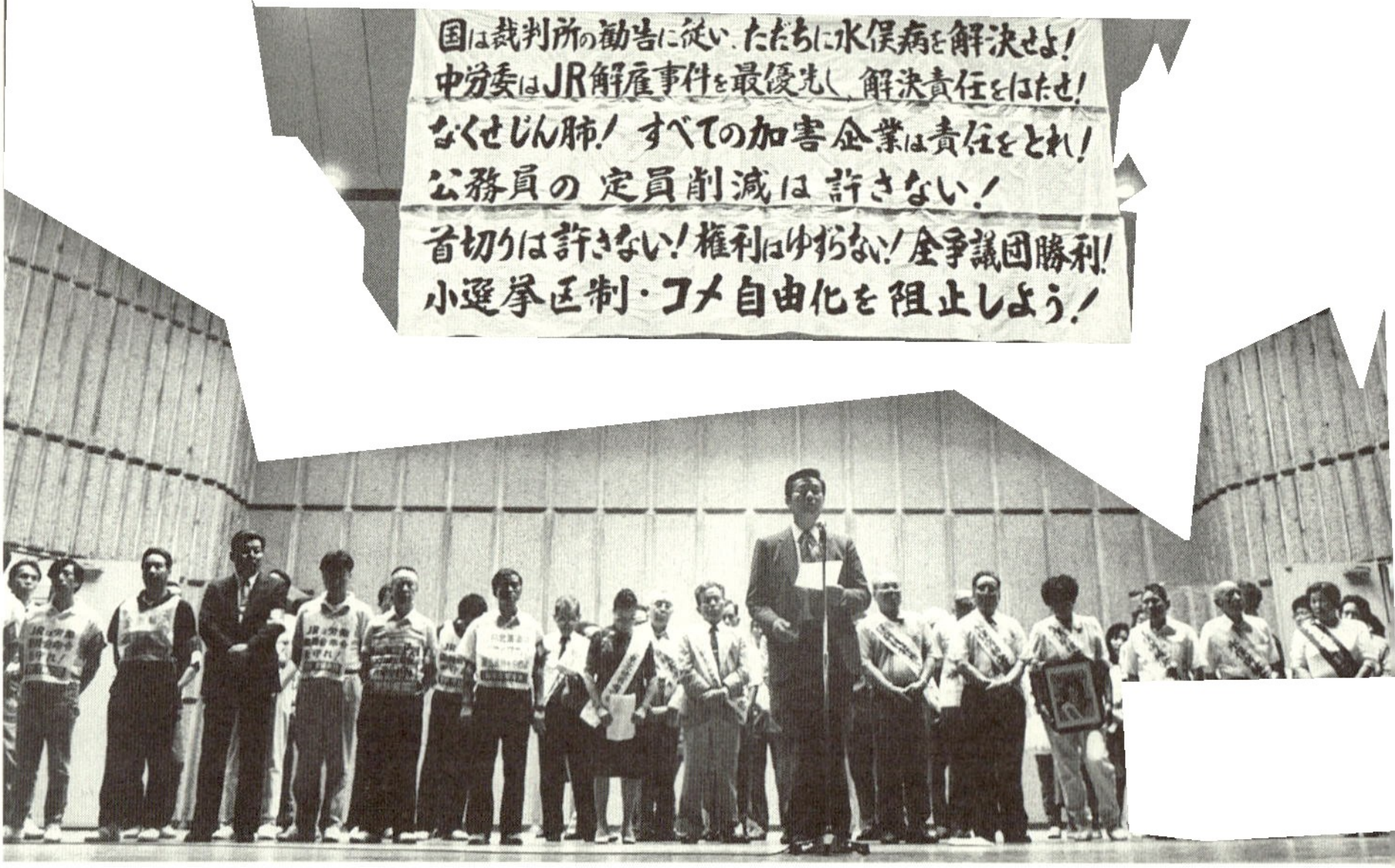
国は裁判所の勧告に従い、ただちに水俣病を解決せよ!
中労委はJR解雇事件を最優先し、解決責任をはたせ!
なくせじん肺! すべての加害企業は責任をとれ!
公務員の定員削減は許さない!
首切りは許さない! 権利はゆずらない! 全争議団勝利!
小選挙区制・コメ自由化を阻止しよう!

「根っこはひとつ、怒りをひとつに」の決起集会

それでも結局、全員が再度立ち上がったのです。敗訴判決後、日鉄鉱業本社前に駆けつけてくれた支援者が「残念だったね」と自分のことのように目を真っ赤にしているのを見て、がんばらねばと思うようになったという原告もいました。「こんなひどい判決がこのまま通るわけないよ。自分たちもがんばるから」と言われて励まされたのが力になったという原告もいました。一生懸命支援をしてくれ、自分たちの活動を評価してくれる人々の前で闘いを放棄するようなまねはできない、と考えるようになったのです。支援者の一人は後に、こう感想を述べました。「北松じん肺訴訟の闘いは、悲惨な被害を受けながら会社から放置されてきた患者や家族が、自分たちを取り戻す闘いだったのだ」と。

強まる支援

控訴審判決に原告団の怒りは増し、より多くの行動を行うようになり、支援も強くなっていきました。

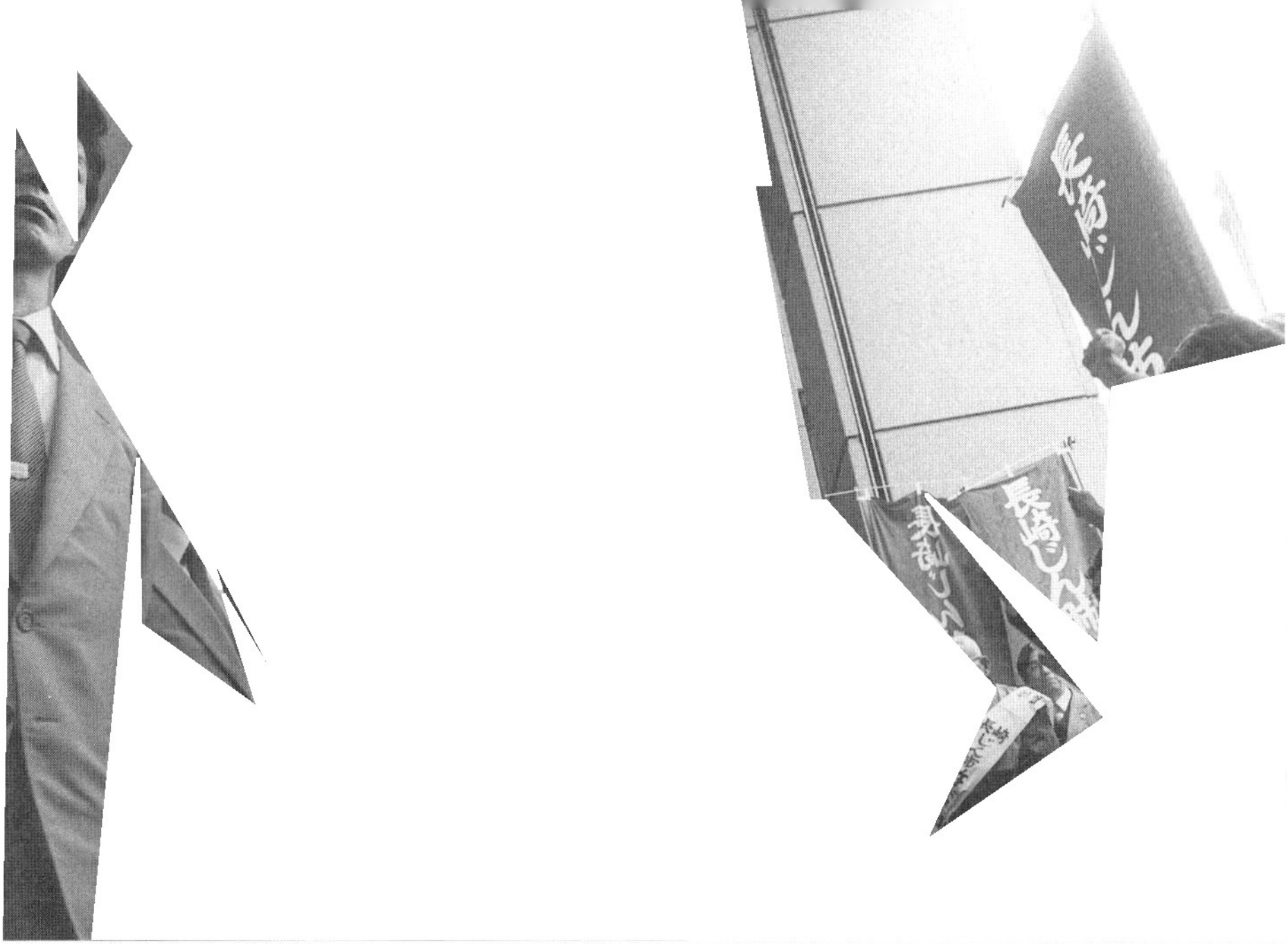

日鉄鉱業の人間バリケード

判決翌年の一九九〇年からは、「なくせじん肺全国キャラバン」が始まり、二〇一四年の現在まで毎年続いています。「人間の怒りと悲しみに時効はない」というスローガンからも分かるように、時効をめぐっての北松じん肺訴訟の闘いを全国で支援するための行動という性格を強く持っており、原告団、地元や東京の支援団体が、北松から東京まで交代で、人によっては通しでキャラバンカーに乗ることで、北松じん肺訴訟の原告の顔は全国区になりました。

一九九一年には、「根っこはひとつ、怒りをひとつに」をスローガンに、国を被告にして訴訟に取り組む国労、水俣、じん肺の現地調査団が組まれ、二五〇人が九州を縦断、北松や天草、筑豊ではじん肺患者と、早岐《はいき》などでは国鉄労働者と、水俣では水俣病患者と交流し、参加者に「ひとつになって闘おう」という意識を覚醒させました。その後、水俣とじん肺の行動の両方に参加する支援者が増え、またじん肺の集会には多くの国鉄労働者も参加し、資金作りの物品販売をする

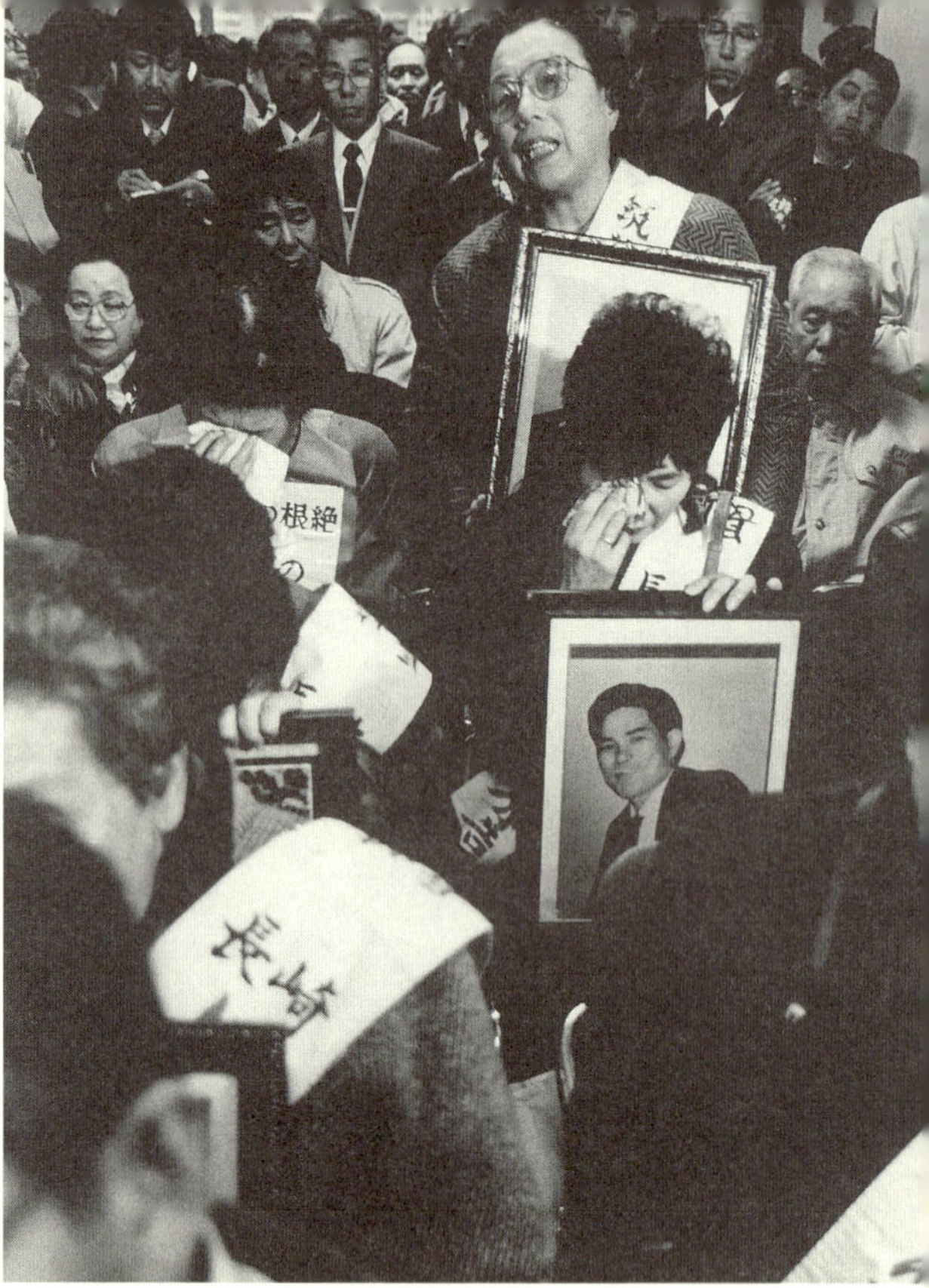

日鉄鉱業に謝罪と解決を要求

姿も見られるようになりました。

　さらに最高裁前での街頭宣伝を行うようにもなりました。「一〇〇万人署名」にも取り組みました。控訴審判決のあった一九八九年には「東京支援連」、一九九一年には「日鉄関連じん肺闘争支援共闘会議」（以下「日鉄共闘」）も結成され、運動も大きくなっていきました。

　原告団の訴えにもいっそう熱がこもり、原告の子どもたちの世代も東京行動に参加するようになっていきました。組合を回って要請するスタイルは変わりませんでしたが、それも、付き添いまでしてくれる支援者が増え、効率的になりました。

　高裁判決はひどいものだったのですが、このころは、常磐じん肺訴訟や北海道金属じん肺訴訟での和解、東京松尾じん肺訴訟での勝訴的判決などが続き、力強く運動が前進していった時期でもあったのです。

日鉄への要請行動

千代田区の行幸通りの郵船ビルディングにある日鉄鉱業本社へは、すでに一審判決前から要請行動を行

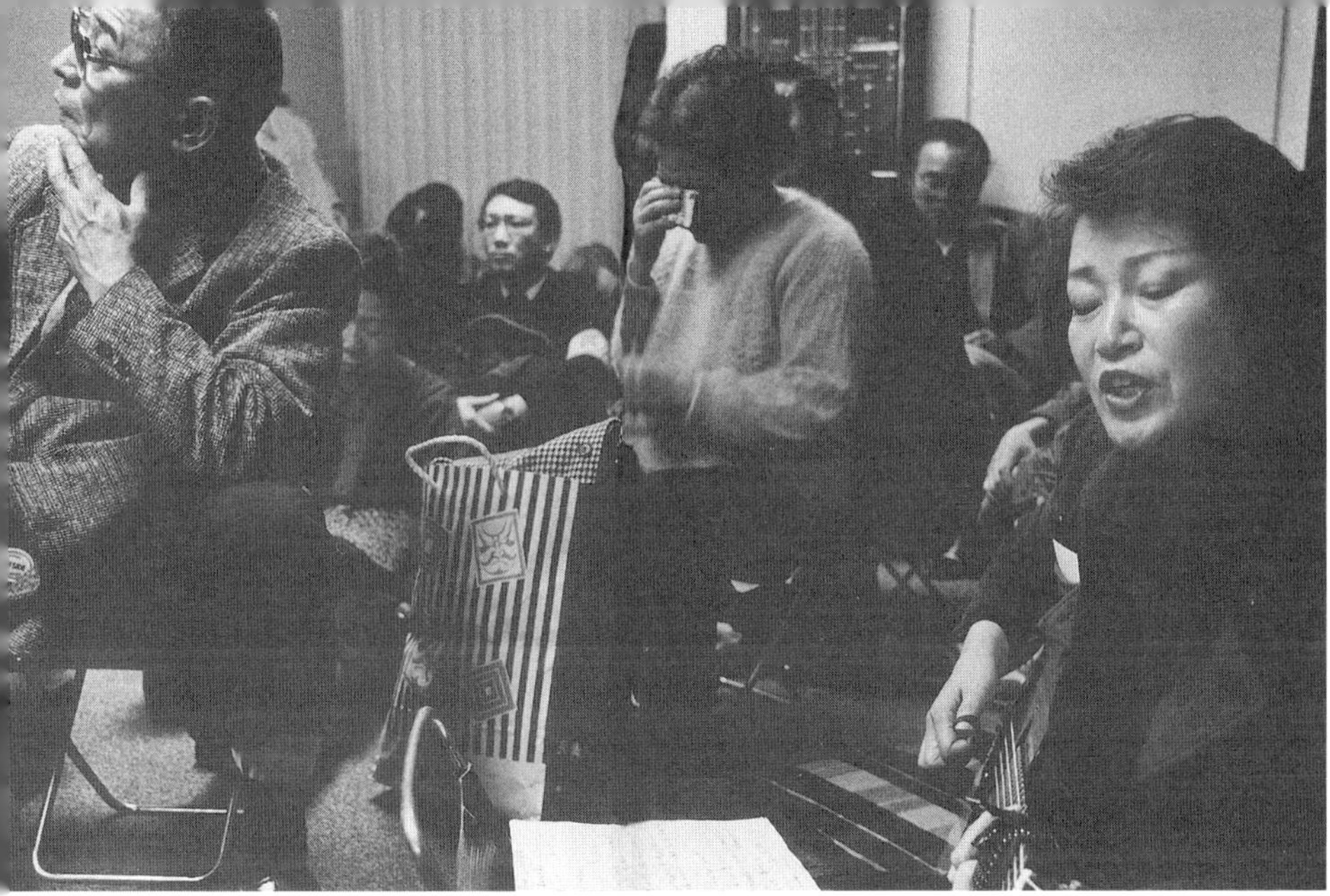

日鉄鉱業本社で歌う横井久美子さん（右端）

っていましたが、日鉄鉱業は厳しく要請の人数制限をし、時には社員でバリゲードを作り、原告を寄せつけまいとしてきました。要請に対しても、「みなさんが裁判を起こしたのだから、裁判途中で何人なくなっても当社は知らない」と平然と述べ、「裁判で責任が認められても、当社は責任はないと考えている」と繰り返すばかりです。

このような態度をとる日鉄鉱業に対して、原告は一歩も引きません。涙を流しながら、あるいは激しく詰め寄りながら、被害を訴えました。弁護団が日鉄鉱業の社員と胸を合わせるように詰め寄ったり、部屋を出ようとする社員に対して扉のところで立ちふさがったりするシーンもありました。「もし原告が許しても、俺は絶対許さない」と言い放った弁護士もいました。

こんな日鉄鉱業の対応を見ていた支援者も、怒りを増しました。あるときは、日鉄鉱業の入居している六階まで原告と一緒に押し入り、社員に取り囲まれながら廊下に座り込んだこともあります。その中にいたシンガーソングライターの横井久美子さんは、廊下でギターを弾き、歌を歌ってくれました。横井さんは、「夫へのバラード」、「黒い肺のブルース」というじん肺の被害を歌う曲を作っており、それまでも日鉄鉱業前や集会でたびたび歌によって原告を励ましてくれていました。正義は我にある、世論は味方してくれているという原告・支援の勢いで、日鉄鉱業はそんなことまでされても、なにもできなかったのです。

　日鉄鉱業の対応がひどかったおかげで、支援はますます増え、運動はますます勢いづくことになったのです。

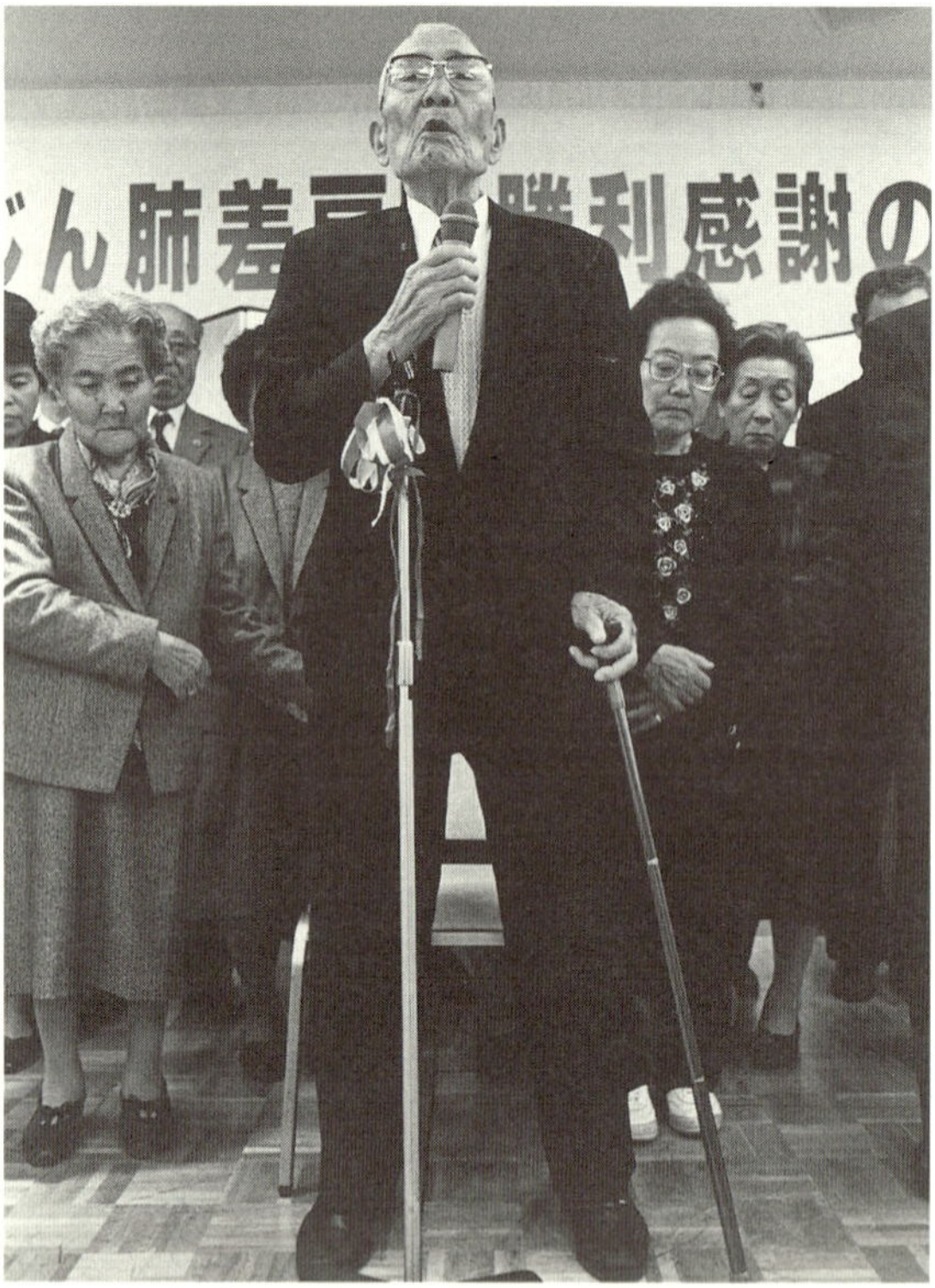

差戻審勝利感謝のつどいであいさつをする内野原告団団長

じん肺闘争を牽引した原告団

　最高裁が弁論を行うこととなり、良い判決への期待から原告団も支援者も盛り上がりました。最高裁判決は時効棄却者を残しはしましたが、棄却者を大幅に減らし、損害額を上げるという画期的な成果を上げたのです。

原告は時効が残ったことには落胆しましたが、へこたれませんでした。控訴審棄却から最高裁認容に変わった原告は、熱心に活動してきた棄却者のことを思い「『自分も棄却されればよかった』と、そのとき本当に思った」と述べるほどでした。内野団長、谷村副団長も棄却され、団長、副団長をやめると言い出したのですが、みんなが止めました。この二人をはじめ運動の中心だった人に多かった棄却者ですが、その人たちがいなくては、とうていこのような成果は上げられなかったというのが実感だったのです。

この実感から、原告団は差戻審判決のあとで、時効棄却者を含め完全平等の配分を行いました。誰からも苦情は一言も出ませんでした。みんなで一緒に運動を作ってきた、東京を含め全国に自分たちみんなでじん肺の支援を広げたということを理解していたからです。

北松じん肺訴訟の運動は、手づくりであり、決して効率的に作られたものではありませんでした。それだからこそ、苦労した原告団は支援者を大事にし、支援者も一生懸命歩き回って話をする原告に意気投合するという、力強い運動になることができたのだと思います。

それは原告団の自信を深め、団結を固め、どんな苦境も乗り越えて成果を勝ち取る力になりました。また、この北松じん肺訴訟の闘いがあったからじん肺闘争は大きく進んだ、と言ってくれる支援者が多くいます。それも、一人ひとりが被害を訴えて回るという地道な活動の積み重ねが生んだ成果なのだと思います。

北松じん肺訴訟最高裁弁論を担当して

西日本石炭じん肺弁護団　原田　直子

「公害訴訟は被害に始まり、被害に終わる」、「この人たちを救済しなければならないと裁判官に思わせられるか」。これらは先輩弁護士からよく言われる言葉です。しかし、決まった方程式はありません。単にじん肺被害の深刻さを訴えても、準備書面に書かれているとおりで、なんの感動も与えられないのではないか。最高裁の大舞台で何を弁論すればいいのか。弁護士十一年目の私は、途方にくれました。

田中重信さんをテーマにしようと思ったのは、田中さんが最も早く亡くなった患者さんで、彼の遺族が救済されれば時効差別なき全員救済が実現する、ということが大きな理由でした。しかし、私が考えたもっとも大きな理由は、田中さんが、最高裁の裁判官と同世代、同時代を生きた（三十五歳までですが）人であり、日鉄鉱業から非道な扱いを受けて亡くなったからということです。

昭和五（一九三〇）年生まれの田中さんは、終戦時十五歳。満州からの引き揚げ後、炭鉱に入りました。裁判官は昭和二年から七年生まれ。裁判官たちは戦争中の遅れを取り戻そうと必死で勉強し、法曹となって成功していったに違いありません。しかし、その同じ時期、九州の西の果てで、地底に潜って石炭を掘りながら日本の復興を支え、そして、日鉄鉱業から放り出されて三十五歳の若さで死んでしまった男がいる。裁判官がこのことに思いを馳せ、自分の人生と重ねて考えてもらえたら、被害を現実のものとして実感してもらえるのではないか。そう考えて、田中重信と千代子の物語を作ろうと思いました。

一番工夫したのは、初めの一文です。裁判官の耳を、目を、心をこちらに向かせるにはどうしたらいいか……。

まず、これから物語る主人公・田中重信について次のように紹介しました。

「今からちょうど二十八年前の昭和四十年十一月二十七日、原告の田中千代子の夫・田中重信は死亡しました。結核といわれて日鉄鉱業の炭鉱を追われ……二十九歳の妻、七歳の長男、五歳の長女を遺しての死は、どんなにか心残りだったでしょう。田中重信は昭和五年生まれ。死亡時の年齢は三十五歳です。……〝時効〟という二つの文字が、この田中重信の遺族の救済を許さないのです。本当にそれは正しいのでしょうか」

最初に、あなたたちと同年代の男の物語ですと訴え、その後に詳しい被害とそれをもたらした日鉄鉱業の非道な扱いを具体的に述べていきました。事実の重みが並大抵ではなかったことは当然です。

もう一つ工夫したのは読み方です。

読むにあたって、原稿の量が多いとどうしても手でしっかり持つので、下を向きがちになり、裁判官に訴えるという姿勢になりません。また、ページをめくるために間があいてしまうと聞くほうの緊張感が続かないこと、読み手が感情的になると（とくに被害の弁論では自分で声が詰まることがある）裁判官が興ざめしてしまうことを考え、自分の分だけ縮小コピーして枚数を減らした原稿を用意し、何度も何度も声に出して練習し、冷静に物語を語れるように心がけました。

こうして迎えた弁論当日。提出した書面には、一審原告、一審被告と書いていますし、年代も西暦と和暦を併記しているのですが、読むときには、日鉄鉱業、原告〇〇とし、年代も昭和で読みました。傍聴者に分かりやすくということはもちろんですが、無機質な法律用語ではなく、生身の人間としての原告、それに対する非道な日鉄鉱業を印象づけたかったからです。現地弁護団のみなさんにも共通してそのように読んでいただきました。そのことを、弁論開始にあたって冒頭に述べたところ、二人の裁判官が、書面からキッと目を上げて、こちらを見ました。私なりに、よしよし！と思い、落ち着いて弁論することができました。

嬉しい悲鳴

北松じん肺訴訟最高裁判決〝旗出し〟の一幕

西日本石炭じん肺弁護団　岩城　邦治

判決後にハラハラドキドキさせられるのは〝旗出し〟です。通常、弁護団は判決の前に何回も判決予測の討議を繰り返し、「勝訴」、「不当判決」といった判決結果を示す言葉を旗出し用の垂れ幕に書いて、判決日を待ちます。

北松じん肺訴訟最高裁判決のあった一九九四（平成六）年二月二十二日、最高裁西門前に集まり旗出しを待った原告関係者や支援者は、十分、十五分と時間がたっても旗出しが始まらないので、ざわつき始めていました。そのとき弁護団は、最高裁の弁護士控室に集まって、「マジックはないのか」と騒ぎながら旗出し用の垂れ幕に細いサインペンを使って「損害全面見直し」と書き加えていたのです。「損害」まではなんとか見える程度に書き加えましたが、「みんなが待っている」と時間切れになり、残りは薄く書き加えられてよく見えない垂れ幕を山本一行弁護士が持って西門に駆けつけ、旗出しを行いました。

このような前例は誰も知りません。「珍事」とも言えるこのような旗出しとなったのは、最高裁が法律審で、原則として事実問題についての判断を行わない構造となっているためです。

前年十一月の最高裁弁論で、弁護団の山元昭則弁護士が高裁高石判決の損害額の異常な引き下げに対して、「このような低額認容判決が万が一にもこのまま確定するようなことがあれば、理論上はともかく、一般国民の目には、原判決の損害額認定を最高裁が追認したものとしか映りません。……国民の司法に対する信頼を裏切った原判決を破棄し、損害の公平・適正な回復を真に実現することこそ、最高裁判決の果たすべき役割だと考えます」との弁論を正面から展開しており、弁護団としても、高石判決の重大な誤りを正す必要を正面から受け止めていました。ただ、それでも「最高裁は法律審」というのは弁護士としての基本認識であって、「最高裁が独自に慰謝料額を見直した前例を知らない」、「最高裁が事実問題を理由にして慰謝料額見直しに踏み込むとは考えられない」という理論上の常識論が弁護団討議の結論となり、勝訴の場合の垂れ幕の文字は「加害責任確定　時効一部見直し」と決まったのです。

ところが最高裁はこの点に職権で踏み込み、「原審の認定した……慰謝料額は低きに失し、著しく不相当であって、経験則又は条理に反し、右にみるような慰謝料額認定についての原審の裁量判断は、社会通念により相当として認容され得る範囲を超えるものというほかはない」と判示して、原判決を破棄差し戻ししたのです。この事件を担当された倉吉調査官が、その最高裁判例解説で「慰謝料額の認定そのものの違法を理由に最高裁が原判決を破棄した先例はない」と指摘しておられるように、この点は、同最高裁判決の時効起算点見直しとともに、新判例であったわけです。

振り返ってみると、この北松じん肺訴訟では、訴訟の始まったその最初のときから「被害に始まり、被害に終わる」を合い言葉にして損害の立証に力を注いできました。その努力が、最後の最後の最高裁判決で結実し、理論上の常識を覆して、高石判決破棄をもたらす最高裁新判例となったのです。

旗出しの垂れ幕にサインペンでの書き込みをしたというのは、弁護団として「お粗末」と言わざるをえませんが、恥ずかしくもあり、嬉しくもあるエピソードなので、ここに記しておきます。

この経験を踏まえ、筑豊じん肺訴訟福岡高裁判決のときには、想定される論点ごとに垂れ幕を準備し、四本の垂れ幕を堂々と掲げるという歓喜の旗出しを実現することができました。

じん肺運動の到達点

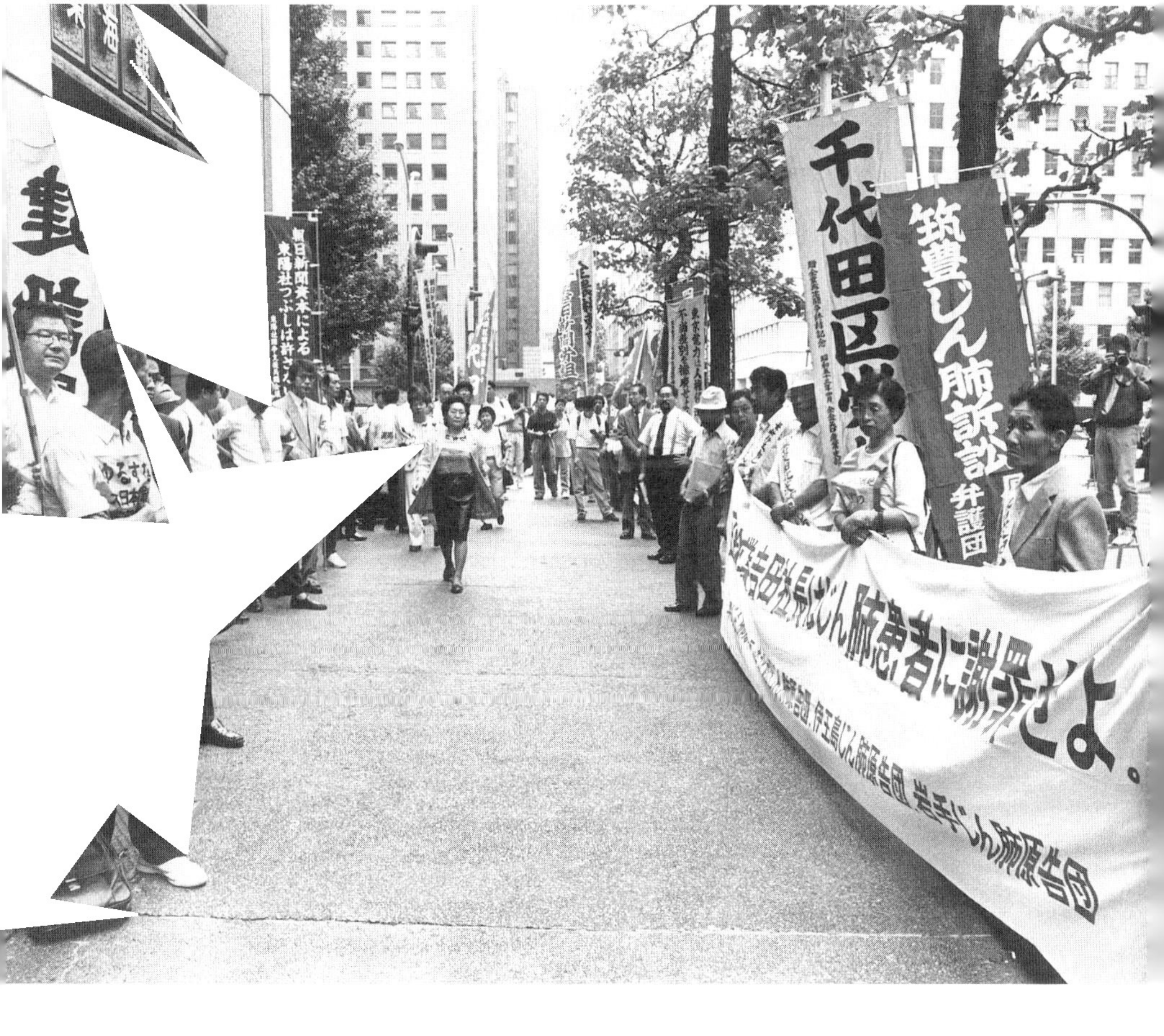

筑豊じん肺訴訟

被害者の重い願いを背負った提訴

一九九四（平成六）年の北松じん肺訴訟最高裁判決に続く筑豊じん肺訴訟高裁判決（二〇〇一年）、最高裁判決（二〇〇四年）は、じん肺闘争全体を大きな川の流れにたとえると、高石判決の暗い淀《よど》みを一気に突き抜けて流れを加速させた一本の大河ということができます。三判決は、それまでのじん肺運動の到達点であるとともに、その後のじん肺・アスベスト運動の流れを大きく切り開く出発点となっており、貴重な水源の役割を果たしたと評価することができます。ここでは、筑豊じん肺訴訟最高裁判決に至る判決の流れと、判決の果たした意味について振り返ってみます。

＊

北松じん肺訴訟一審判決（一九八五年三月）のわずか半月後に、飯塚市内で筑豊最初のじん肺学習会が開かれました。そして五カ月半後には筑豊じん肺訴訟原告団が結成され、九カ月後には筑豊じん肺訴訟が提訴されました。原告団結成にあたっては、申し込みを受け付ける各炭鉱住宅（炭鉱労働者専用長屋）の入り口に参加を希望するじん肺患者や家族の行列ができるほどでした。北松じん肺訴訟一審判決と、これを受けた筑豊じん肺訴訟や常磐、伊王島、北海道などの訴訟提起は、待ちに待った被害者の痛切な思いの表れでした。「もとの体に戻してほしい」、「もとの体に戻せないのなら、せめていくらかでも償いをして

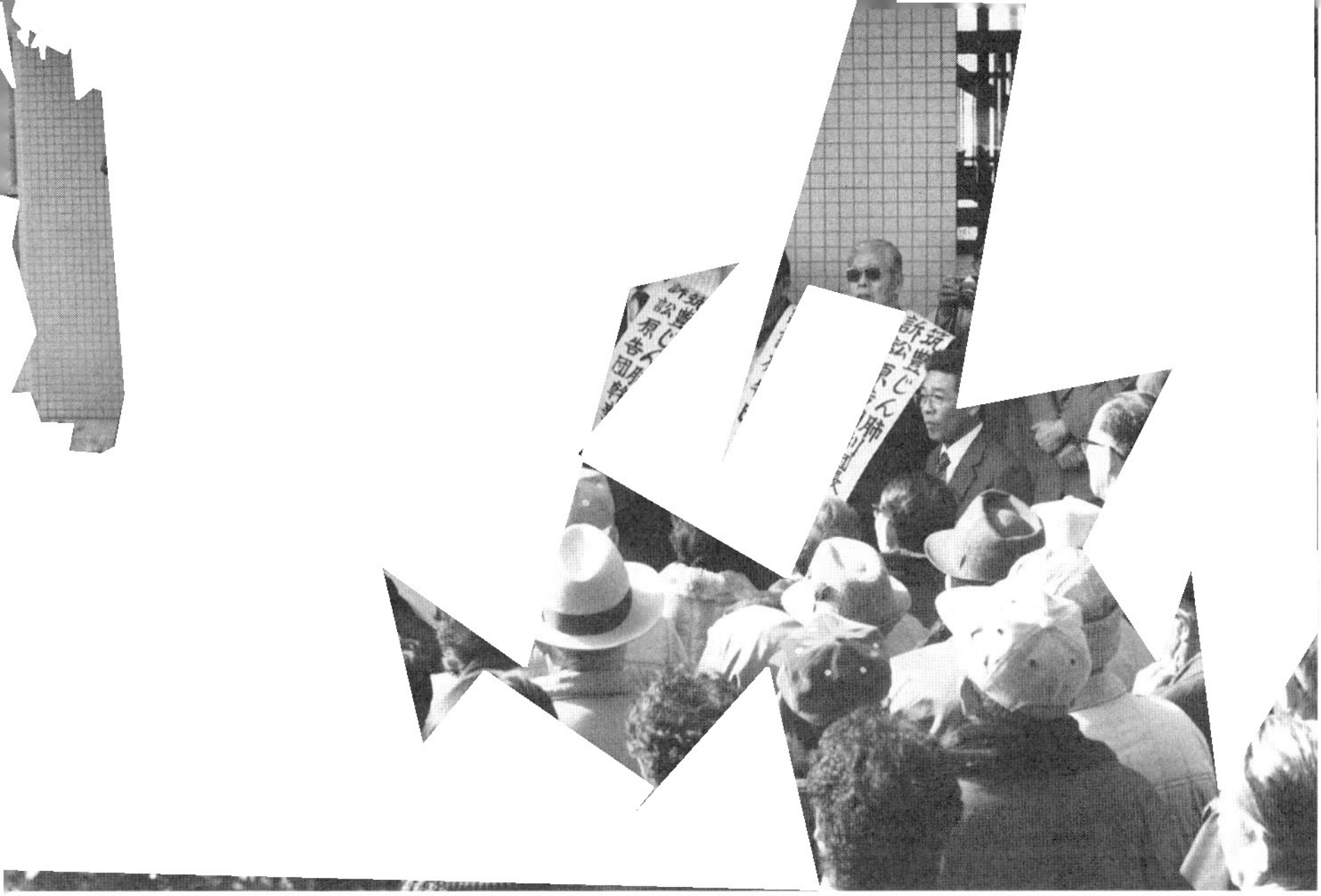

筑豊じん肺訴訟第１次提訴後の集会

ほしい」というのは、じん肺で苦しむ被害者に共通する切実な願いだったのです。

しかし、筑豊炭田の場合には閉山後に清算を行って消滅した炭鉱が多数あり、そこで働いてじん肺に罹患した患者にとっては、「誰を被告にしたらよいのか」という点が大問題でした。提訴したくても、そもそも被告とする企業自体がなくなっていたのです。

この状況を前にして、北松じん肺訴訟提起の要請を北部九州三県弁護士が受けたときに、北松の被害者から「国も被告にできませんか」と切り出されたことが強く思い出されました。弁護団では「国を被告とするはかないのか」という検討が何回も続けられました。しかし、「国賠請求をしても勝てっこない」というのは当時の弁護士一般の共通認識でした。国がなにかをして被害を発生させた場合（作為の場合）は別として、国がなにもしなかったこと（不作為）によって被害が発生した場合に、国家賠償の請求をして勝訴した判決がほぼ皆無だったのです。また、ひとたび国家賠償請求に踏み切れば、主張立証に想像を超える途方もない労力と時間が必要となり、さらには大変な資金準備も必要となるなど、困難が目に見えていました。

唯一頼れるのは、北松じん肺訴訟の責任論立証のために九州大学や国会図書館で集めてきたじん肺文献があることでした。そして、北松じん肺訴訟を担当してきた弁護士には、「戦中・戦後や合理化期に増産を指揮したのは国だ」、「国は増産を督励したが、じん肺対策については、じん肺法を作りっぱなしで、以後なにもしてこなかった」、「炭鉱労働者のじん肺発生について、国には責任がある」という北松じん肺訴訟を経験しての確信がありました。この確信と、「償ってもらいたい」と痛切に願っている被害者が現にたくさんおられるという現実から、「国を被告としよう」、そして「国を被告とする以上は、勝つまで闘おう」という不退転の決断を弁護団全員で行ったのです。それが、「国も被告にできませんか」と六年前に弁護団に求めてきた北松の被害者の願いに応える道でもありました。

こうして、三井・三菱・住友・古河・日鉄鉱業という旧財閥資本や旧官営炭鉱とともに、国を被告に据える大裁判が始まることになったのです。

国の責任については、「国は戦中・戦後や合理化期に増産を指揮してきたが、じん肺防止については、じん肺法を作りっぱなしのままだ」、「それどころかじん肺法の趣旨・目的に反したけい酸質区域指定制度を石炭鉱山保安規則の柱にして、じん肺法制定後もこれを改めないまま長年にわたって放置し、改正を怠ってきた」という点を、「行政の規制権限不行使の違法」の主張の柱としました。

けい酸質区域指定制度とは、「不溶性・難溶性の粉じんはすべて有害」というじん肺法の基本理念を無視し、「けい肺はけい酸質を多く含有した粉じんで発生する」という戦前のけい肺中心の理解を基礎にしたもので、炭鉱坑内のうちのけい酸分の多い岩石区域だけを指定して湿式さく岩機使用や散水などを義務

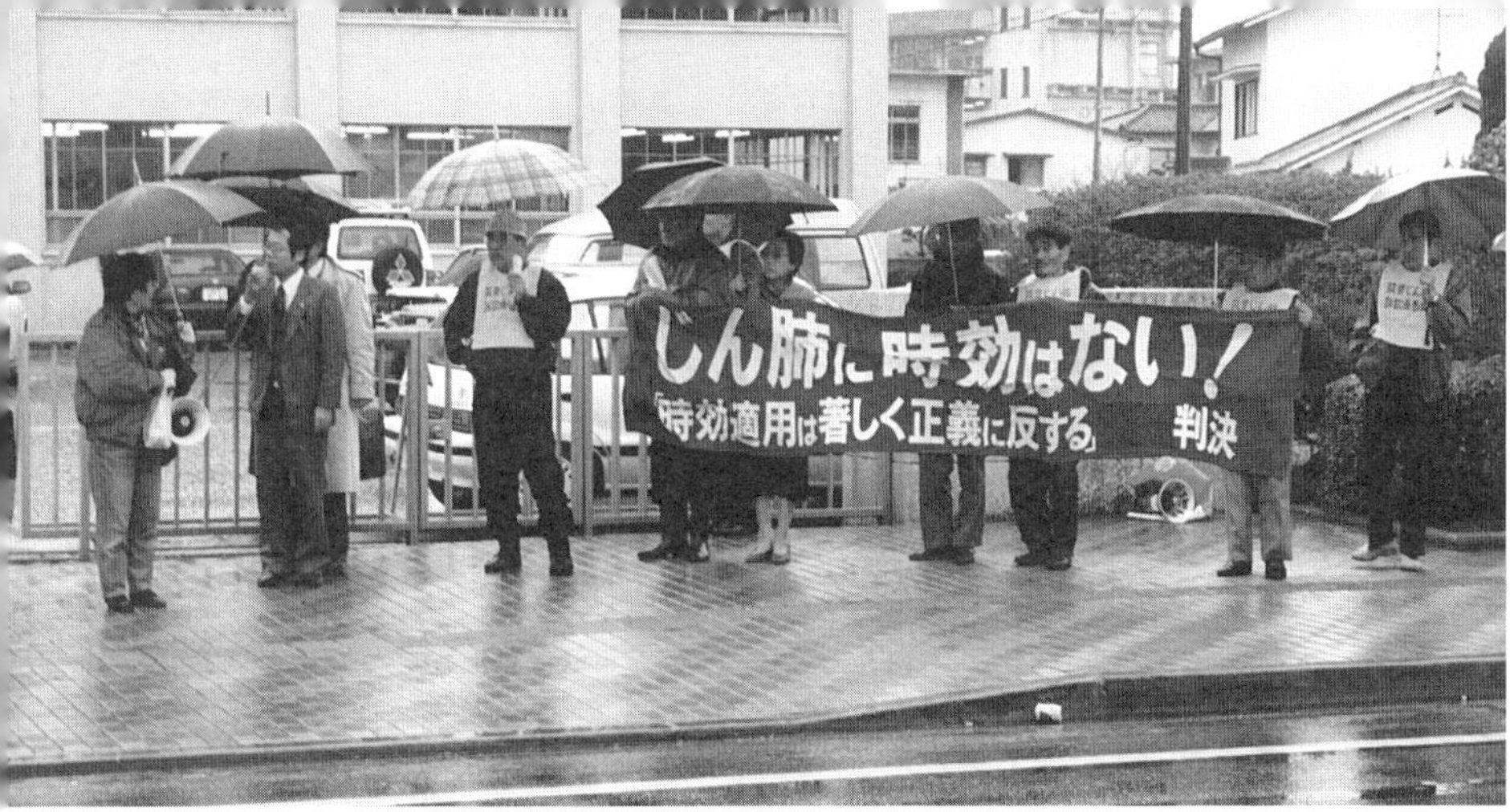
じん肺に時効はない！
「時効適用は著しく正義に反する」 判決

雨の中、飯塚支部前で早期解決を求める原告たち

付けますが、それ以外ではマスクを備えるだけでよい、と定めた石炭鉱山保安規則上の制度です。なお、当時の通産省は、筑豊じん肺訴訟が提起されたことで、その直後にあわててこの制度を廃止しました。

筑豊における運動の広がり

筑豊じん肺訴訟の取り組みで最も印象的な情景は、弁論が行われる日に裁判所の会議室を開放してもらい、法廷に入りされない原告たちがそこを待機場所とするとともに、昼休みには、原告も弁護士も床に車座になり、原告団の女性チームが準備したお弁当を一緒に食べながら、弁論の内容や次回期日の協議をしたことです。また地域を分け、弁護士が炭鉱住宅や公民館に出向いて定期学習会を行いました。学習会は原告と弁護団の団結の原動力で、そこでの率直な意見交換の中から訴訟についての理解が深まり、また運動の進め方について様々な意見交換を行い、そこからいろいろなアイデアも生まれました。

そうした成果の一つが、法廷の開かれる当日ごとに行った朝ビラ配布でした。場所は飯塚市役所前の交差点付近でしたが、人通りは少なく、多く通るのは高校生ばかり。「なんだか空気を相手にビラ配りしてるみたいだねえ」といった声も聞かれるほどでした。

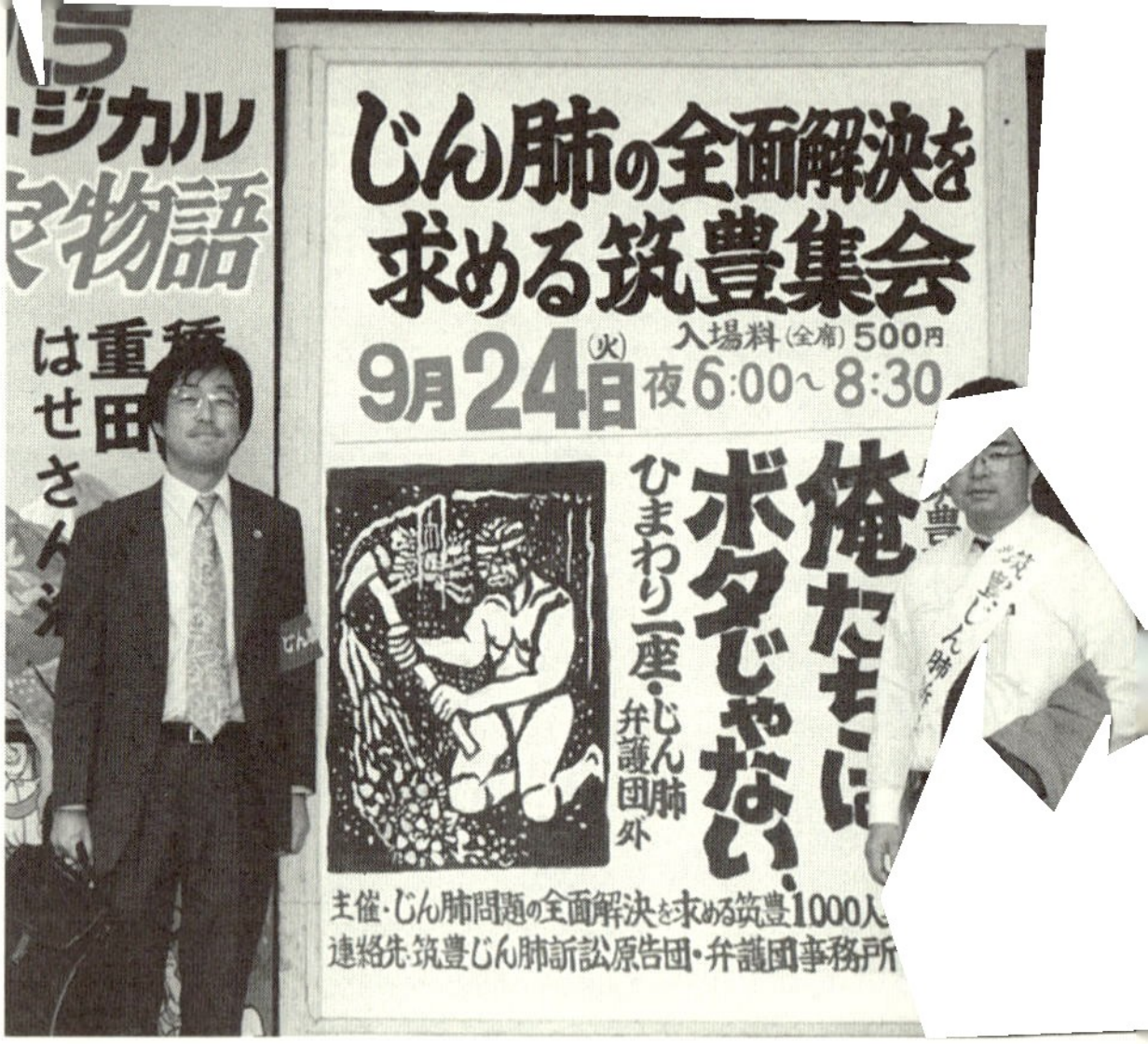
じん肺の全面解決を求める筑豊集会
入場料(全席)500円
9月24日(火)夜6:00〜8:30
俺たちはボタじゃない。
ひまわり一座・じん肺弁護団外
主催・じん肺問題の全面解決を求める筑豊1000人
連絡先・筑豊じん肺訴訟原告団・弁護団事務所

嘉穂劇場に貼られた「俺たちはボタじゃない」のポスター

ところが、二、三年して、「俺たちのことをテーマにして高校生が全国二位の成績をとった」というニュースが飛び込んできました。いつもビラを受け取っていた福岡県立嘉穂東高校の生徒が、「あの人たちはいつもビラを配っているけど、なにをしているんだろう」とホームルームで取り上げ、そこから、かつて筑豊にたくさんの炭鉱があって石炭が掘られていたことや、そこで働いていた労働者がじん肺という病気になって苦しんでいること、それで補償を求めて国や大企業に対する裁判を起こしていることなどが分かり、そのことを学園祭のテーマとして取り上げたのだそうです。そして、それが全国学園祭コンクールで二位となり、表彰されたとのことでした。

「一枚のビラでも、人の目にとまるとそこから病気のことが市民に伝わり、全国の注目を集めた」という経験は、運動の必要性についての原告団の理解を深めさせ、原告団活動への参加に弾みをつける貴重なきっかけとなりました。また、そうした経験から、地区の小学生の授業に呼ばれてじん肺について話すとか、地元に残る嘉穂劇場という有名な芝居小屋で「俺たちはボタじゃない」の劇を二度も上演するといった取り組みも行われました。ボタとは、石炭を掘ったときに一緒に出てくる石で、ボタ山に捨てられます。炭鉱で働いてじん肺になった労働者の思いを、弁護団が創作した劇が「俺たちはボタじゃない」です。

また、毎日新聞の記者で鉱山労働者のじん肺のを追い続けてきた沢田猛さんが『黒い肺 —— 旧産炭地からの報告』という本を出版し、北松と筑豊の原告たちの悲惨な被害を世に訴えました。

全国運動との関係では、北松じん肺訴訟一審判決がきっかけで始まった筑豊じん肺訴訟ということで、活動の特徴は、第一に、先行する北松じん肺訴訟原告の運動と協力協同し、二人三脚のように歩調を合わせて運動を進めた点であり、第二に、伊王島や北海道石炭、常磐、そして少し遅れて始まった三池などの石炭じん肺訴訟の活動と常に手を携えながら進むようにした点を挙げることができます。このころには北松じん肺訴訟の原告たちが東京の労働者の支援を求める取り組みをすでに始めていたので、筑豊じん肺訴訟の原告も一緒に組合を回り、支援要請を行いました。この点は、前章の「東京での支援要請活動」で述べたところです。さらに第三として、「制度改革」というテーマが取り上げられるようになったことも特記できると思います。

制度問題は、国を被告とした筑豊じん肺訴訟にとって避けて通ることのできない問題でした。折から、一九九七年の京都での国際職業性呼吸器疾患学術会議を前に、国際労働機関（ＩＬＯ）・世界保健機関（ＷＨＯ）が各国政府に二〇一五年までのけい肺根絶を勧告したことを受け、全国じん肺弁連内に「制度改革委員会」が設けられました。そこに九州社会医学研究所の田村昭彦医師も参加されて、じん肺制度改革課題についての検討が行われました。訴訟の取り組みと異なり、制度問題は弁護士にとって荷の重い課題で、会議を重ねるばかりで遅々として制度要求が煮詰まらない状況に、業を煮やした田村医師から「弁護士は頼りにならない」となじられる一幕もありました。

それでも一九九六年十月のキャラバンに合わせて「制度改革緊急三提言」をなんとか提起することができました。提言の内容は、被害者の長年の願いであった、①トンネル建設現場における粉じん測定義務付け、②肺がん合併のじん肺患者に対する労災補償の実現、③管理2のじん肺患者及び三年以上粉じん職場で働いた労働者へのじん肺管理手帳交付、この三点でした。直前の筑豊じん肺訴訟一審判決で国の責任が認められなかったこともあり、当時は「こうした要求が実現するのはいつのことだろう」と思っていましたが、実際には運動は大きく広がりだしていて、筑豊じん肺訴訟高裁や最高裁判決と歩調を合わせるかのように、十年ほどのうちにこれら三要求は次々と実現していったのです。長崎県連の堤勇孝会長から「国も被告にして、じん肺根絶に向けての制度改革につなげたい」という北松じん肺訴訟提起の要請が、判決を一つひとつ積み重ねていくのと並行して、現実のものとなっていったのです。

筑豊じん肺訴訟各判決の概要

筑豊じん肺訴訟一審判決

一九九五（平成十七）年七月二十日にあった福岡地裁飯塚支部判決（川畑耕平裁判長）では、北松じん肺訴訟最高裁判決直後ということもあって企業六社の責任は正面から認められました。しかし、肝心の国の責任が否定され、また時効による棄却者も出ました。

国の責任について見ると、判断の前半部分では石炭鉱山保安規則を改正しなかった通産大臣の規制権限不行使について、その問題点や不合理性を認定していて、そこまでなら「国に勝った」と思えるような内容です。しかしその後半では、国が主張した雑多で多岐にわたる弁明を未整理のまま一切合財取り込んで

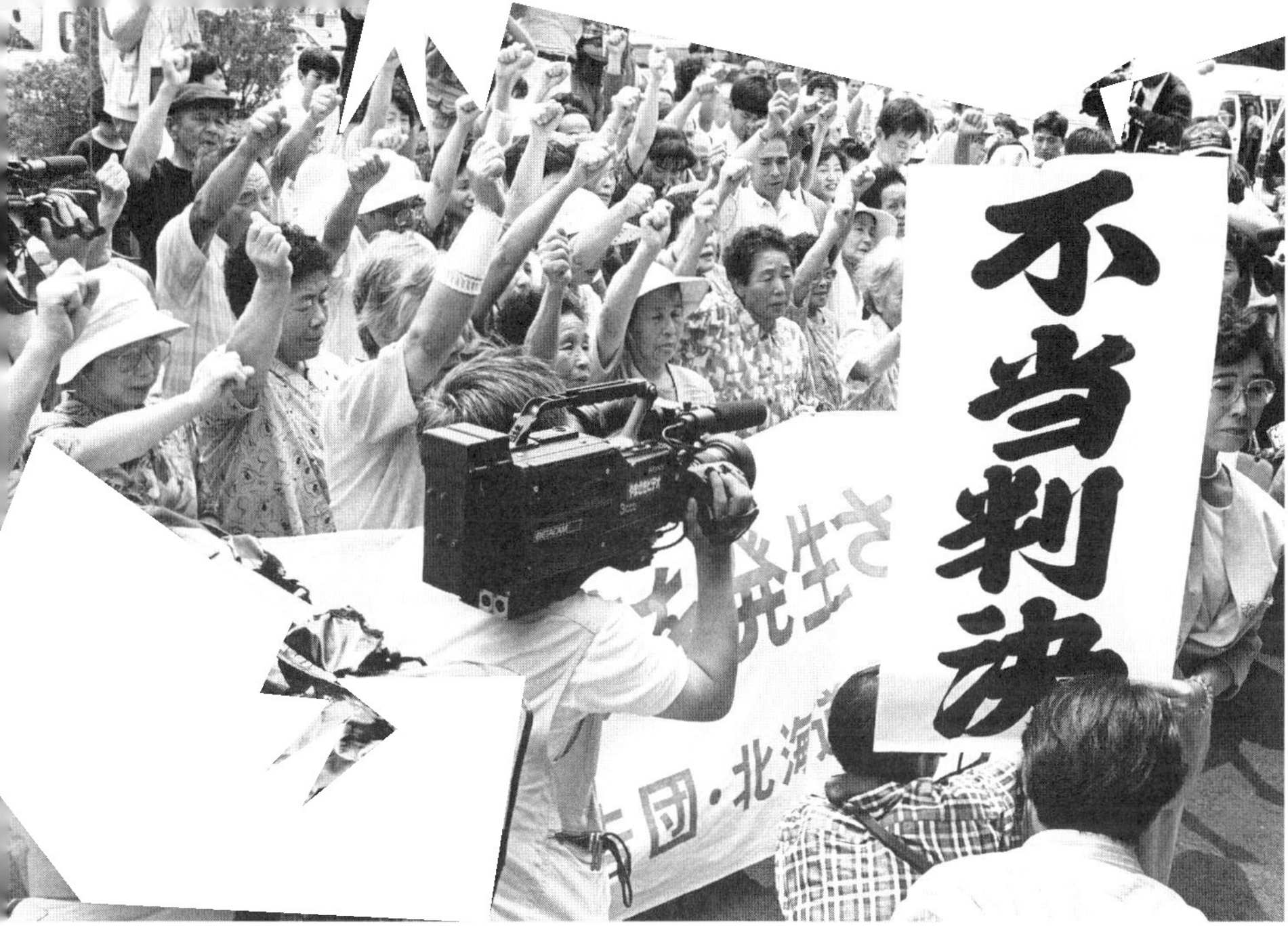

筑豊じん肺訴訟の一審判決への抗議

ごった煮の責任論にしてしまい、結局最後に「作為義務に違反し違法であると判断されるほどに著しく不合理であり裁量権を濫用若しくは逸脱した、とまでは認めることはできない」と結んで、国を免責してしまうのです。不合理ではあっても著しく不合理とまでは言えないというわけです。「なんと杜撰《ずさん》な」というのが判決に目を通しての実感でした。

一審の審理において、弁護団では、石炭鉱山保安規則中の「けい酸質区域指定」という制度がじん肺法の趣旨・目的に反した不合理な制度であること、この制度が改正されないまま一九八六（昭和六十一）年十一月まで放置されてきた結果、粉じん防止対策が、指定を受けた区域内のみの部分的対策にとどめられてしまい、さらには、その部分的対策すらも国のエネルギー政策転換＝合理化政策の下で無視されてきたことを指摘してきました。だから一審判決も、おざなりな判断とはいえ、国の規制権限不行使を不合理としたのです。この点を確認し、立論の正しさを確信した弁護団では、

「国の責任主張・立証」について全員で総力を挙げて再整理、再構築していくことを確認し、ロッカー一杯に溜まった一審の準備書面や証拠書類を分担して読み込み、検討を行いました。そのうえで、これを一本の分かりやすい主張に整理し、準備書面にまとめていきました。「不合理ではなく、著しく不合理なのだ」というのが弁護団の合い言葉となりました。

一九九四年の北松じん肺訴訟の最高裁判決は、責任を確定させたことと、損害賠償金額を高額化させたことは画期的でした。しかし、時効の判断では限界を残すものでした。

そこで控訴審では、「死亡時別途起算点説」を主張しました。これは、北松じん肺訴訟最高裁判決が、消滅時効の起算点を最終の行政上の決定を受けたときとした理由として、「じん肺の病変の特質にかんがみると、管理2、管理3、管理4の各行政上の決定に相当する病状に基づく損害には、質的に異なるものがあるといわざるを得ず」と判示していることから、管理4の決定に相当する症状に基づく損害と、死亡に基づく各損害も質的に異なり、じん肺を原因とする死亡に基づく損害は死亡のときに発生するとして、その消滅時効の起算点は死亡時と解すべきとする考え方です。

一九九九年四月二十七日の秩父じん肺訴訟判決（浦和地裁熊谷支部）が初めて死亡時別途起算点説を採用し、原告全員が救済されていました。筑豊じん肺訴訟においても、控訴審では死亡時別途起算点説を主張したのです。

歴史的な高裁判決

弁護団のこうした総力を挙げた取り組みを受け、二〇〇一年七月の筑豊じん肺訴訟福岡高裁判決（井垣

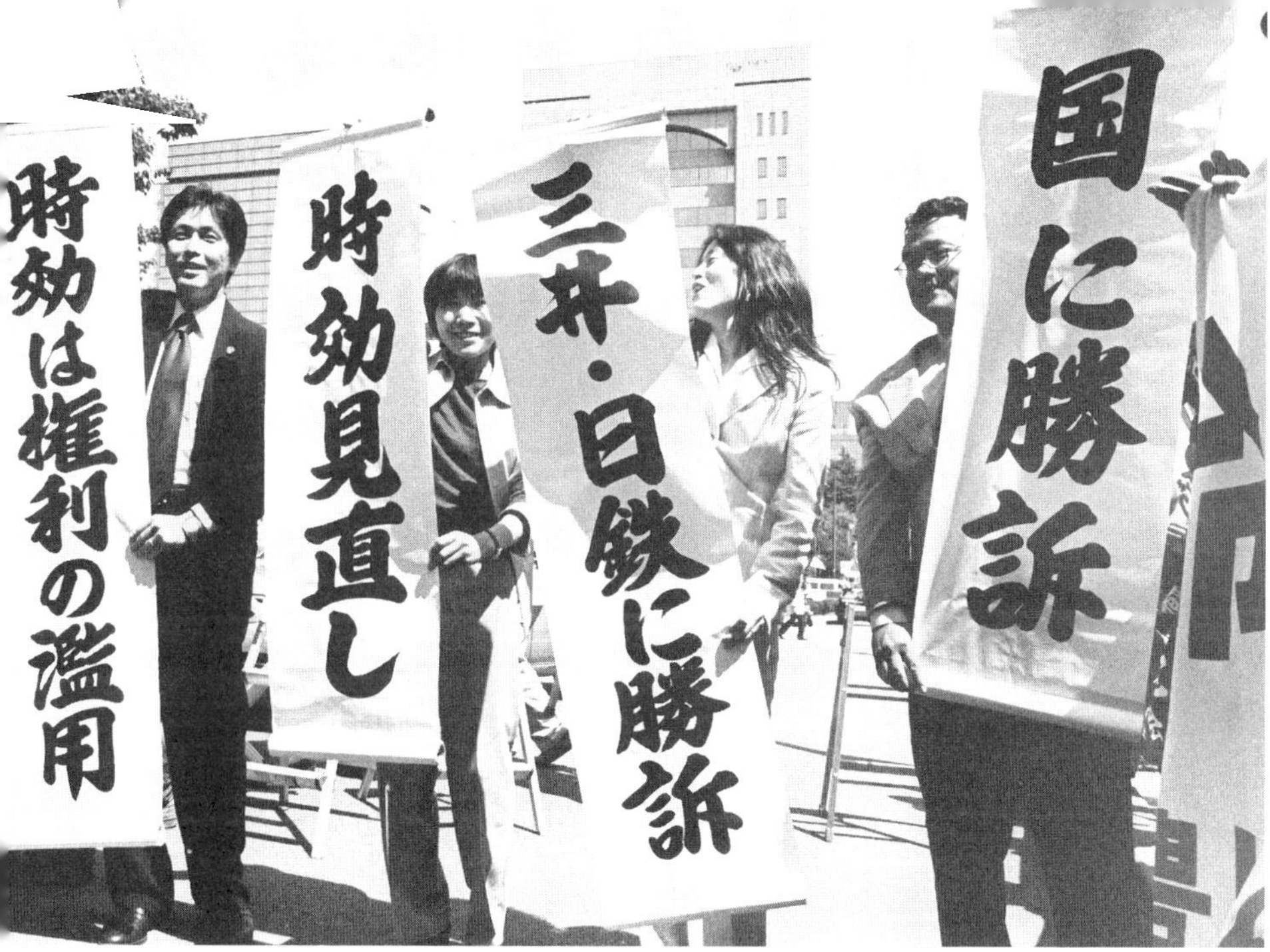
国に勝訴
三井・日鉄に勝訴
時効見直し
時効は権利の濫用

筑豊じん肺訴訟の高裁判決後に並んだ４本の垂れ幕

敏生裁判長）は、国の規制権限不行使の違法を正面から認定しました。同判決は、まず規制権限不行使の違法認定判断の枠組みをしっかりと示したうえで、原・被告双方の主張する事実中の責任の有無判断に関わる事実に絞って合理性判断を行い、国の責任（規制権限不行使の著しい不合理）を全面的に認定しました。そして、原審裁判官が目をくらまされることとなった、国の持ち出したあれこれの弁明については、これを責任の有無ではなく、責任の軽重に関わるものと判断し、損害の公平な分担という限度で評価するにとどめて、国の賠償負担額を企業の三分の一としました。

また、時効の判断については、「最も重い症状の行政決定を受けたとき」を起算点とする北松じん肺訴訟最高裁判決を踏襲したうえで、死亡患者については死亡時別途起算点説を採用して七名を救済し、さらにそれでも時効対象となる残る三名については、「被告の時効援用は権利の濫用」と判断して救済を図ったのです。まさに「被害を直視し、被害者の救済に心を砕いた画期的な判決」でした。

判決当日には、裁判所の門前に、「国に勝訴」、「三井・日鉄に勝訴」（他企業はすでに和解）、「時効見直し」（死亡時起算点により七名を救済）、「時効は権利濫用」（起算点で救済できなかった三名も権利濫用により救済）と書かれた四本の垂れ幕が並ぶという、名判決にふさわしい、前例のない壮観な旗出しが行われました。思い起こしてみれば、北松じん肺訴訟提起の要請を受けた際に、北松の被害者から「国も被告にできませんか」と切り出されたあの切実な要求に対して、二十五年かかってやっと正解を出すことができたわけです。

なお、死亡時別途起算点説は、二〇〇一年十二月十八日、三井三池じん肺訴訟一審判決でも採用されることになり、二〇〇四年四月二十七日、筑豊じん肺訴訟最高裁判決で採用され、最高裁判例となりました。

規制権限不行使に影響を及ぼす最高裁判決

二〇〇四年四月の筑豊じん肺訴訟最高裁判決（藤田宙靖《ときやす》裁判長）は、この高裁判断を全面的に支持し、最高裁として規制権限不行使の違法についての初の認容判断を示して国の上告受理申立てを退けました。

判決後、時の小泉純一郎首相は「厳粛に受け止めなければならない。長年苦しんでこられた方に心からお見舞いを申し上げる。政府としてきちんと対応しなければならないと思っている」とのコメントを発表し、福田康夫官房長官は「最高裁の判決は厳粛に受け止め、判決内容を誠実、迅速に履行する。今後ともじん肺対策に適切な行政をしたい。現在も苦しんでいる人がおり、心からお見舞い申し上げる。相当長い時間をかけ争ったために、法的決着までに原告、家族に迷惑をかけたことを遺憾に思う。亡くなられた方のご冥福を祈り、ご遺族にお悔やみを申し上げたい」とのコメントを発表しました。

以後、国の規制権限不行使をめぐる各種の訴訟でこの筑豊じん肺訴訟最高裁判決が多大な影響を及ぼしてきたことは、ご存じの方が多いと思います。この点については、ノンフィクション作家の柳田邦男さんが「国民のいのち優先を」というタイトルの論説を全国の地方紙系列に発表していますが、その中で、「二・五人称の視点」と題して、「判決を見ると、裁判所は被害者側に寄り添って行政に厳しい判断を下すという方向に姿勢を変えている。それはまさに時代の要請に応えるものだ」と指摘しています（二〇〇六年十月十九日「西日本新聞」夕刊など地方紙各紙）。「二・五人称の視点」というのは、裁判官が法廷に立つ当事者を「彼は」、「彼女は」と斜めに見ていた視点が、「あなたは」という正面から向き合った視点に変わってきているという比喩的指摘なのです。

日鉄鉱業の無法な対応

筑豊じん肺訴訟の被告企業の多くは二審の福岡高裁段階で和解による解決を選択しており、高裁・井垣判決に対して上告受理申立てを行ったのは日鉄鉱業と三井鉱山・三井石炭鉱業のみでした。その三井鉱山・三井石炭鉱業も、最高裁判決を前に三井関連全件の訴訟外での解決を図って最高裁への申立てを取り下げました。結局、国とともに最高裁判決を受けることになった企業は、日鉄鉱業一社のみでした。

最高裁の上告棄却判決後、日鉄鉱業の高橋三郎社長は経済産業省に呼ばれています。すでに判決に服することを発表していた保安院石炭保安室長から日鉄鉱業も判決に服するように説得されたとのことです。

しかし、高橋社長は、「日鉄鉱業は時代時代の対策を講じてきた」、「最高裁判決であっても、納得できな

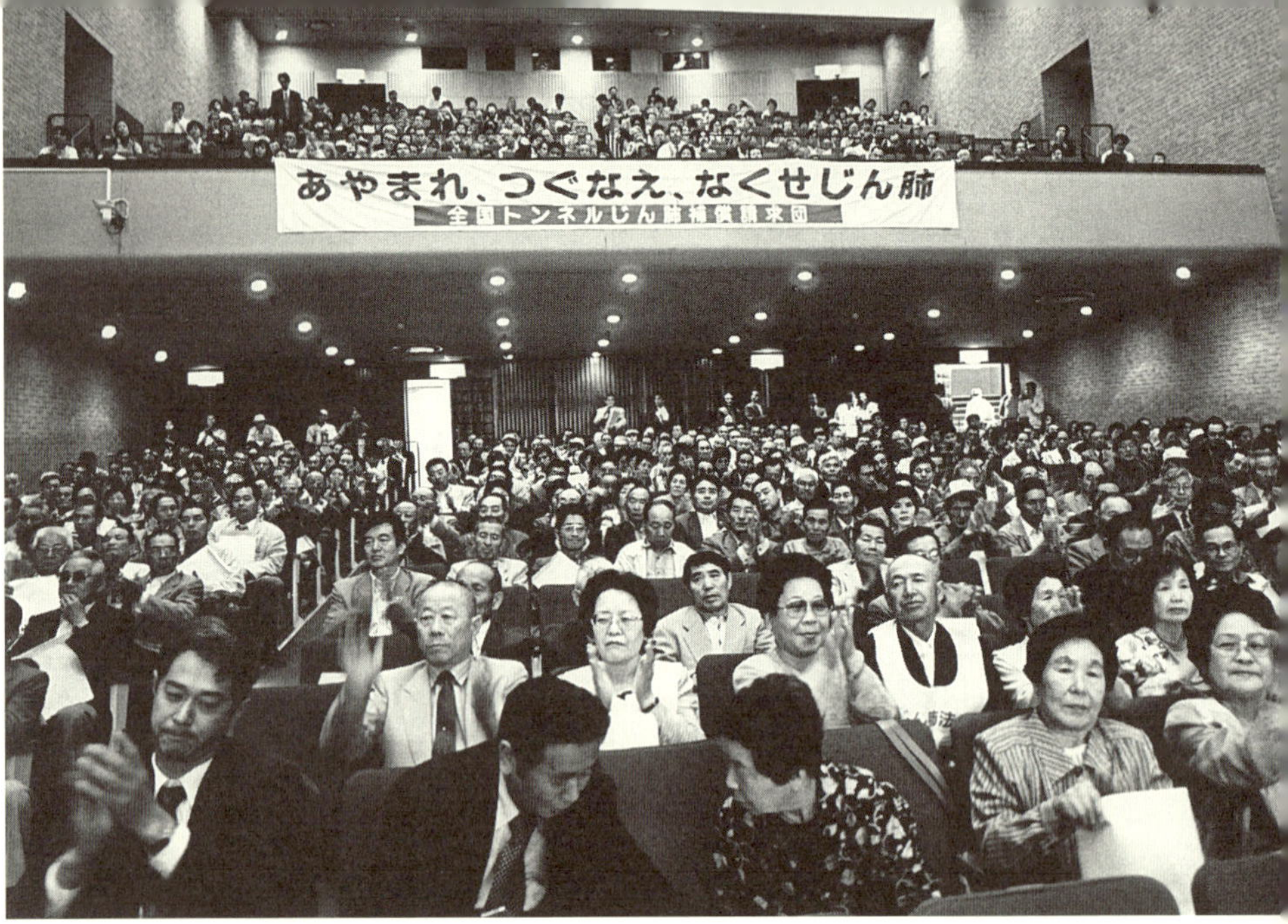

あやまれ、つぐなえ、なくせじん肺５・14大集会（東京・千代田公会堂）

いものは認められない」と相変わらずその責任を否定し、司法判断を無視するアウトサイダー（無法者）の回答を行ったそうです。

北松じん肺訴訟の提訴からこの筑豊じん肺訴訟の最高裁判決まで、二十五年という長い歳月を要しています。

北松の「じん肺根絶・被害者救済」という呼びかけに始まり、やがて「あやまれ、つぐなえ、なくせじん肺」という昇華されたスローガンのもと、筑豊じん肺訴訟最高裁判決へと結実していくこの大河のうねりのような流れの中心は、壊された体を引きずり、倒れそうになりながらも歯を食いしばって闘い続けた患者とその家族たちでした。同時に、その傍らにいて、法廷をリードし判決へとつなげていった弁護団の努力と、患者・家族を励まし、加害企業への抗議と要請に繰り返し足を運び、そして世論の関心と支持をたぐり寄せつなげていった支援の方々の協力が渦になって、この流れを勝利の方向へと押し進めていったのです。こう

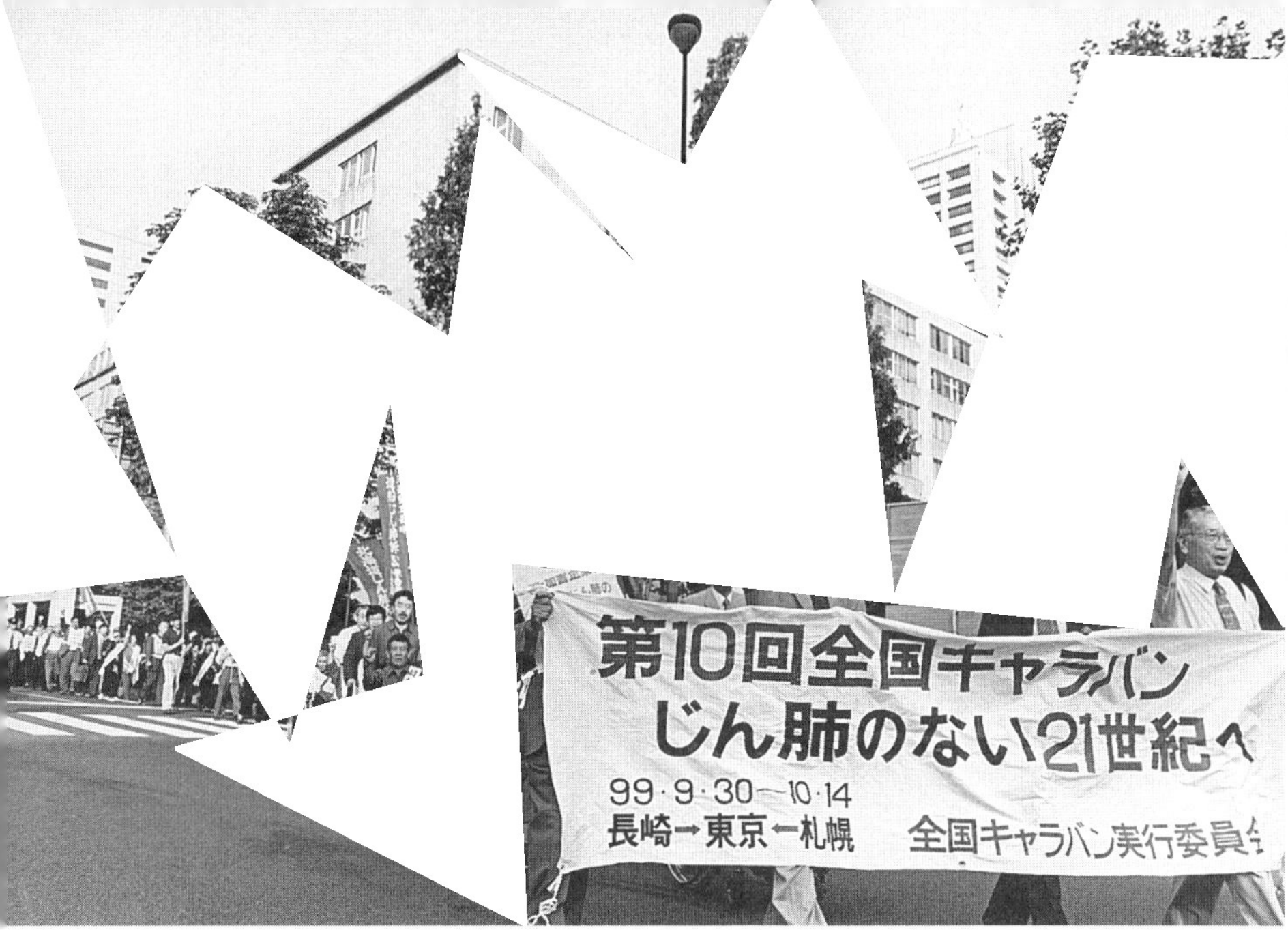
第10回全国キャラバン
じん肺のない21世紀へ
99・9・30―10・14
長崎→東京←札幌
全国キャラバン実行委員会

第10回なくせじん肺全国キャラバン

した力のすべてが、以上に見てきた筑豊じん肺訴訟最高裁判決に至る流れの原動力でした。

そして、これ以降、筑豊じん肺訴訟最高裁判決を新たな出発点として、この流れはさらに大きくなってきています。

新たな運動の展開と発展

西日本石炭じん肺訴訟は、筑豊じん肺訴訟を引き継いで始まった訴訟です。

詳しくはこのあとで述べますが、原告団・弁護団は、筑豊じん肺訴訟の経験と最高裁判決の成果を、残された炭鉱関係じん肺患者への被害救済につなげたいと、西日本各地に残された、あるいは新たに管理区分決定を受けたじん肺患者に請求団づくりを呼びかけました。以後、訴訟外での和解解決を望んだ企業との間では裁判外和解を行い、裁判外和解を拒否した日鉄鉱業やいくつかの企業、および訴訟上で筑豊じん肺訴訟高裁判決基準の要件を満たすことが確認された原告と訴訟上の和解をすると態度表明した国との関係で、筑豊じん肺訴訟最高裁判決から一周年となる二〇〇五（平成十七）年四月二十七日に、西日本石炭じん肺第一次訴訟を提訴しました。それから九年が経過し、二〇一四年九月現在、第八次の訴訟が継続しているところです。

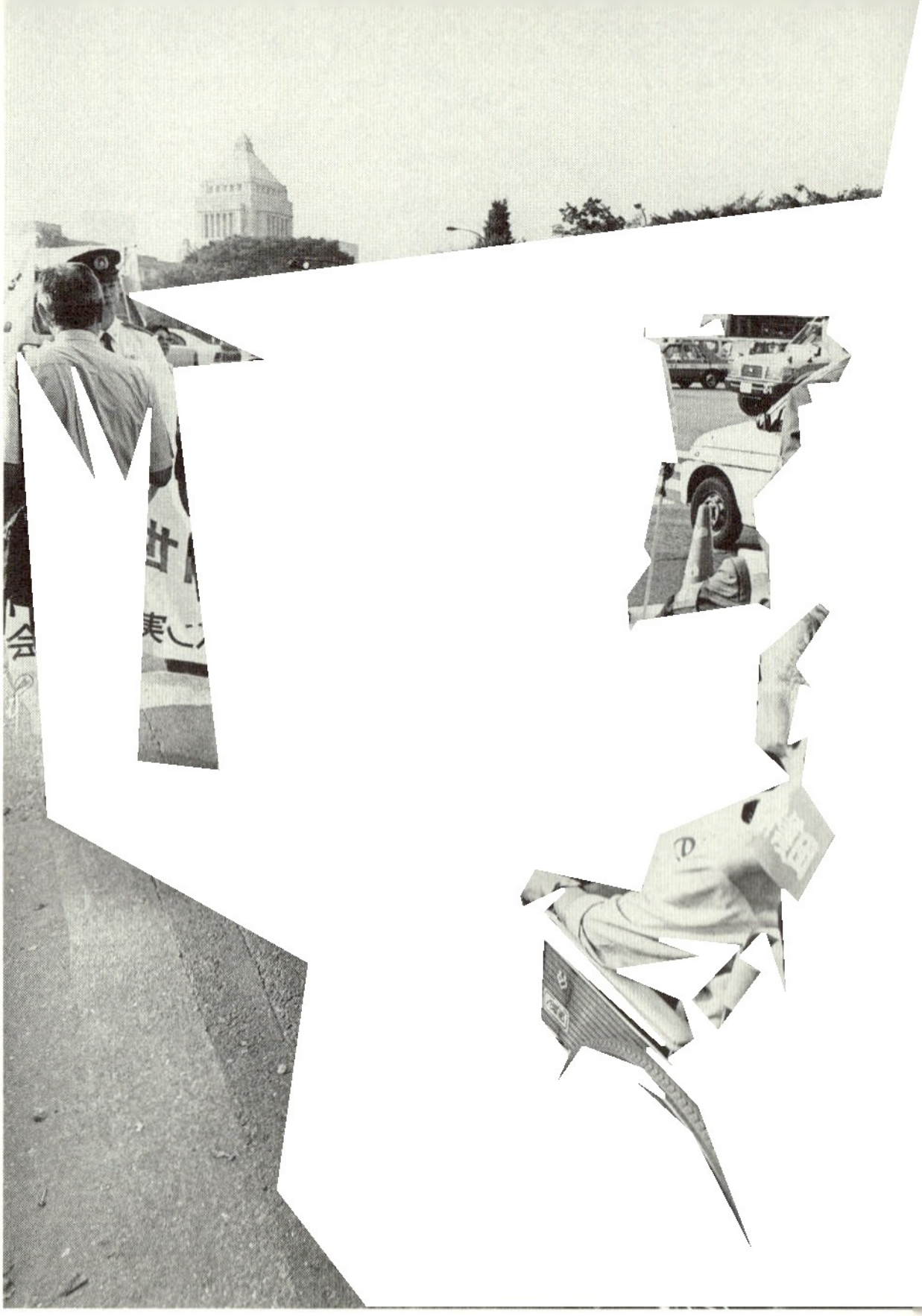

第10回なくせじん肺全国キャラバン

二〇〇二年十一月提訴の全国トンネルじん肺根絶訴訟は、トンネル掘削工事でのじん肺を根絶するため、国のトンネル工事発注における安全配慮不備（国土交通大臣）およびトンネル掘削についての労働行政上の防じん対策義務付けの不備（厚生労働大臣）を問題とした訴訟で、前年七月に筑豊じん肺訴訟高裁判決が国の責任を認めたことも踏まえて、ゼネコンとともに国も被告として提訴したじん肺訴訟です。

国は、筑豊じん肺訴訟のときと同様、激しく責任を争い、役人を証人に立ててきました。しかし、国がトンネルじん肺の防止にいかなる措置も講じてこなかったことは争いようがなく、二〇〇六年から翌年にかけて、東京、熊本、仙台、徳島、松山の各地裁で国の責任を認める判決が続きました。国は、いったんはこれら判決に対して控訴しましたが、二〇〇七年六月に安倍晋三首相が官邸に集まった原告らに対して、「じん肺のためにつらい思いをしてこられた患者のみなさん、家族のみなさんに対し、心からお見舞いを申し上げる。すでに亡くなられた方々と、そのご遺族のみなさまに哀悼の誠を捧げたい」、「みなさまのお気持ちを無駄にすることのないように、じん肺防止対策を進め、じん肺の起こらない日本にしていきたい」と謝罪し、同日、原告団・弁護団と関係官庁間で「トンネルじん肺防止対策に関する合意書」が締結されました。以後、逐次制度の改正が行われてきています。

さらに二〇〇五年七月のクボタショック後には、アスベスト粉じん被害をめぐる各種訴訟が起きており、二〇〇六年には大阪・泉南アスベスト訴訟が提訴されました。同訴訟では、すでに被告とする企業が存在しないことから、筑豊じん肺訴訟の場合と同様に国を被告とする訴訟となっていて、一陣訴訟、二陣訴訟ともに二〇一四年十月九日の最高裁の判断待ちとなっています。一陣訴訟の高裁判決のみは筑豊じん肺訴訟最高裁判決を引用せず、特異な産業擁護論を持ち出して国を免責しましたが、一陣一審と二陣の一審、二審の計三判決は、筑豊じん肺訴訟最高裁判決を引用して国の責任を認めています。

そして二〇〇八年には、多数のアスベスト建材メーカーとともに国を被告とした建設アスベスト訴訟が起こされ、二〇一四年九月時点で、二高裁・四地裁で被害者数、数百を数える大型訴訟が取り組まれています。ここでも、国の責任を追及するために、筑豊じん肺訴訟最高裁判決の判断が用いられているのです。

こうして、北松じん肺訴訟に始まり筑豊じん肺訴訟に引き継がれた「あやまれ、つぐなえ、なくせ」の流れは、筑豊じん肺訴訟最高裁判決を新たな出発点として、現在はじん肺問題に加えてアスベスト問題へと広がっていき、力強く流れる大河となっているのです。

新たな闘いの始まり

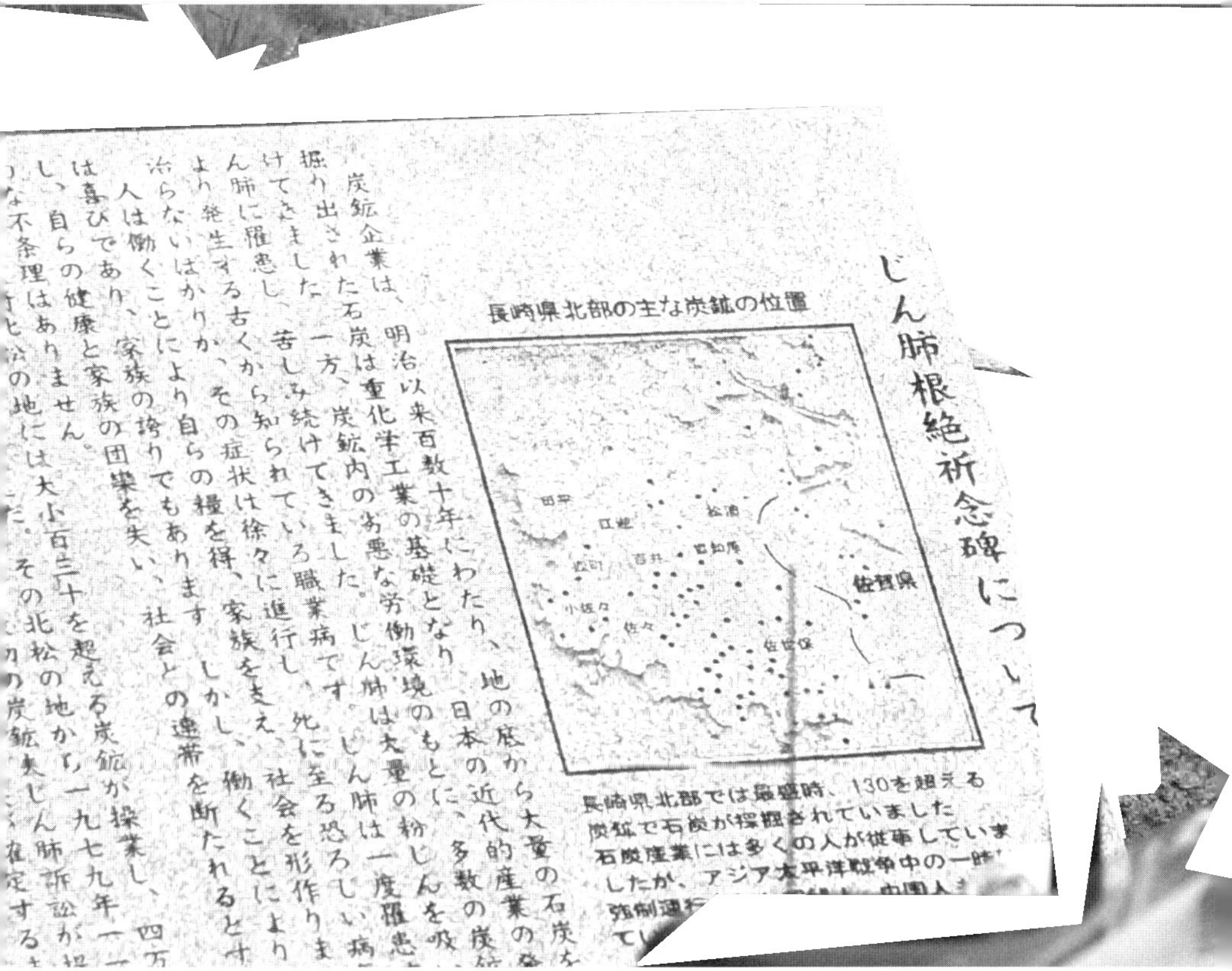
じん肺根絶祈念碑について
長崎県北部の主な炭鉱の位置
田平
江迎
松浦
吉井
世知原
佐賀県
小佐々
佐々
佐世保
長崎県北部では最盛時、130を超える
炭鉱で石炭が採掘されていました
石炭産業には多くの人が従事していま
したが、アジア太平洋戦争中の一時
炭鉱企業は、明治以来百数十年にわたり、地の底から大量の石炭を
掘り出された石炭は重化学工業の基礎となり、日本の近代的産業の
けてきました一方、炭鉱内の劣悪な労働環境のもとに、多数の炭
ん肺に罹患し、苦しみ続けてきました。じん肺は大量の粉じんを吸
より発生する古くから知られていろ職業病です。じん肺は一度罹患
治らないばかりか、その症状は徐々に進行し、死に至る恐ろしい病
人は働くことにより自らの糧を得、家族をささえ、社会を形作りま
は喜びであり、家族の誇りでもあります。しかし、働くことにより
し、自らの健康と家族の団欒を失い、社会との連帯を断たれるとす
な不条理はありません。
その北松の地には大小百三十を超える炭鉱が操業し、四万
の炭鉱夫じん肺訴訟が

日鉄鉱業とのさらなる闘い

西日本石炭じん肺訴訟の提起

一連の石炭じん肺訴訟の勝利により、もはや石炭じん肺訴訟は必勝不敗のものとなりました。

そこで、筑豊じん肺弁護団は各地の支援団体と連携しながら、被害の回復などを訴えて集う石炭じん肺被害者や、これまでの一連の訴訟から取り残されていた被害者の救済が図られるよう、炭鉱経営企業との交渉を開始しました。企業に和解決着を迫り、和解を受け入れてきた企業も、わずかですがありました。

しかし、今後どれだけの人数から請求を受けることになるのかとの恐れを抱いたのか、こともあろうに、一部企業側は交渉による解決を拒否してきたのです。このために提起することになったのが西日本石炭じん肺訴訟です。

二〇〇五（平成十七）年四月二十七日、原告数四〇〇名超（患者数二〇〇名超）の規模で、日鉄鉱業、住友石炭鉱業（現・住石マテリアルズ）、三井松島産業、その子会社である松島炭鉱の四社と国を被告として提訴しました。提訴後のじん肺総行動では、住友石炭鉱業から「会わない」との回答がなされたものの、原告団・弁護団、支援団体で東京の本社に乗り込みました。会わないと明言されながらも交渉を強行しようとしたことに、向かうバスの中で懲戒を覚悟した若い弁護士もいたようです。

しかしながら、応訴した企業ももはや法的責任から逃れることなどできません。被告企業の代理人は中味のある法的反論をなすこともなく、和解が成立していきました。その後は、一社を除き、ほかの被告企業との間では、就業の確認や賠償金の資金繰り問題をクリアするだけで、提訴前の和解で解決する道筋が出来上がりました。国との間でも、提訴して就業関係や被害を判明させれば、和解解決をしていく道筋が作り上げられました。もっとも、本来は提訴によることなく、責任のある国の側から被害者の掘り起こしに乗り出し、救済に努めることが筋なのだと思います。

ただ一社、執拗に和解を拒絶している企業は、日鉄鉱業です。ですから、西日本石炭じん肺訴訟の実質的な裁判による闘いは、日鉄鉱業との間でのみ繰り返されることになりました。日鉄鉱業と国に対する提訴は、二〇一四年九月時点で八次訴訟にまで拡大する大規模訴訟となっています。そして日鉄鉱業は、これまで四十連敗と、断罪され続けているのです。

ちなみに日鉄鉱業は、皇居前の和田倉門から東京駅丸の内口前までを結ぶ行幸通りにあり、本社が入っているビルの前を多くの人々が往き交います。その本社前での激しい抗議行動を少しでも抑えたいと考えたからでしょうか、提訴前も、その後のいくつもの判決時にも、和解解決や上訴の取り止めを要求する原告団・弁護団の面談要求には応じてきました。しかし、対応に出てくるのはいつも何の権限も持たない社員です。そしてその対応は極めて事務的なもので、加害企業として責任を受け止める姿勢や被害者原告への誠意は、微塵も感じられませんでした。

福岡を中心に九州全域から多数の弁護士が集結した弁護団は、各地の支援団体の運動に助けられ、また協同しながら、裁判での闘い、裁判外での闘いに臨みました。同時期に提起された新北海道石炭じん肺訴訟は、同じ内容の訴訟であり、国との間では筑豊じん肺訴訟最高裁判決を時効の起算点とするのかという

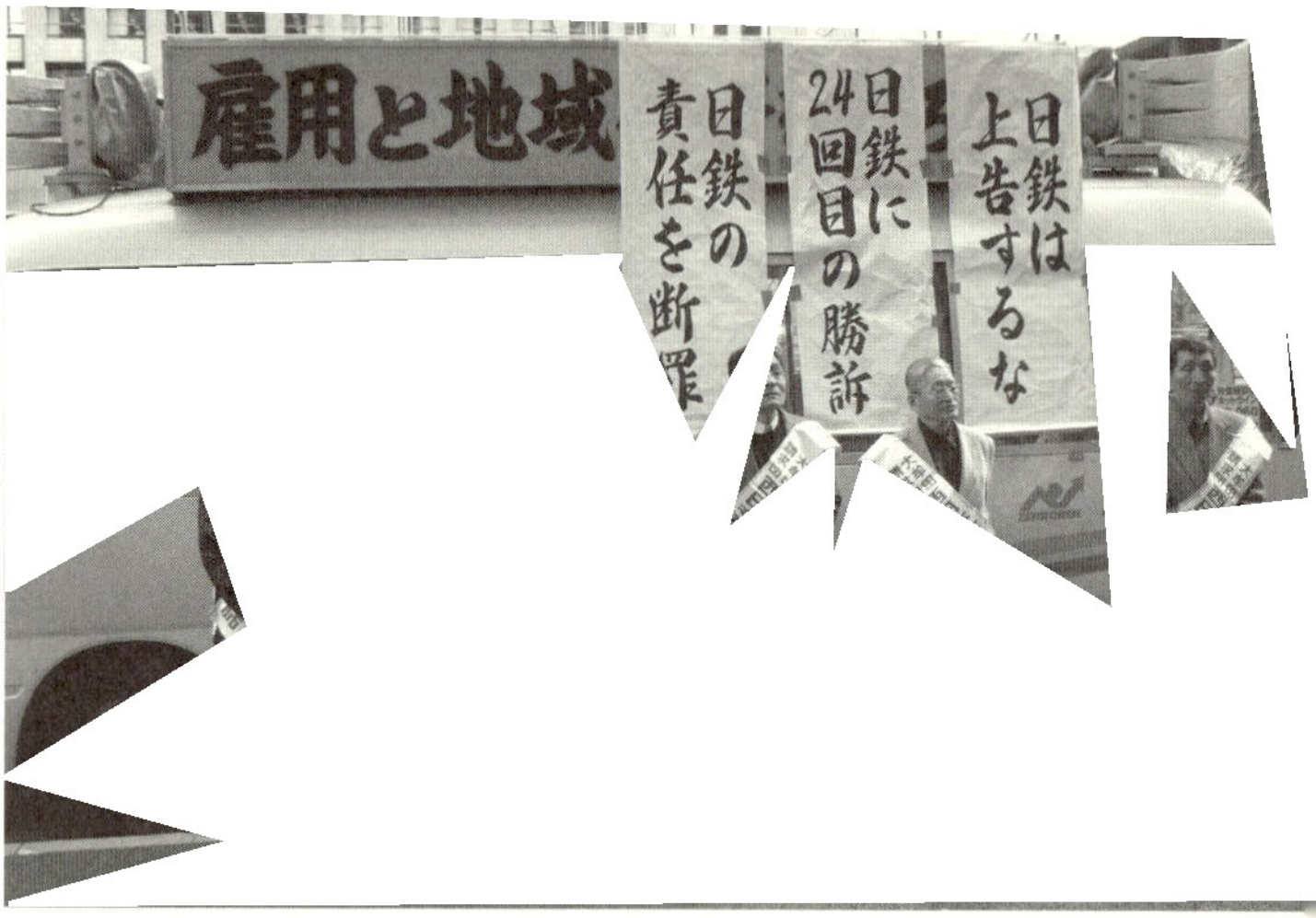
雇用と地域
日鉄は上告するな
日鉄に24回目の勝訴
日鉄の責任を断罪
西日本石炭じん肺訴訟の東京要請行動

新たな問題を抱えていたことから、常に連携し、争点とその解決方策や課題の検討を共有し、共闘してきました。

変わらぬ日鉄鉱業の態度

裁判で日鉄鉱業は、北松じん肺訴訟の際とほぼ同じ主張をただ繰り返すだけでした。安全配慮義務違反の有無が争点ですが、日鉄鉱業の主張は従前とほとんど変わらず、就労や被害の実態などに関して原告が主張した事実の揚げ足取りや下請け問題などが争いの中心になっていきました。弁護団も、これまでの訴訟の成果を踏まえ、就労実態や被害の悲惨さなどを具体的かつ詳細に聞き取り、陳述書をなるべく早期に作成して証拠提出していくことに努めました。そのため、裁判の場では、もはや尋問を行うことはなくなり、書面によるお互いの主張の応酬だけが交わされることになりました。

弁護団は、これまでに獲得した数々の訴訟上の成果を踏まえた書面や陳述書の早期の作成と提出により、そして何よりも最高裁判決の威力によって、目を見張るほどの審理期間の短縮を実現しました。たとえば筑豊じん肺訴訟では、一審判決まで約六十回の弁論で十年間、最高裁判決に至るまで約十九年もの歳月を要しました。ところが西日本石炭じん肺訴訟では、提訴後わずか数回の弁論、一年程度の審理期間で一審判決にまで至り、高裁ではほぼ一回結審で判決を迎え、日鉄鉱業による上告受理申立後の最高裁の不受理決定までで一年弱で終局解決にまで行き着かせてきました。提訴から最高裁まで三年間弱と、格段に短い期間での訴訟上の解決を実現してきたのです。

弁護団は、訴訟活動と同時に、各地方裁判所、高等裁判所への強い働きかけを行い、日鉄鉱業の謝罪と和解解決への途も模索してきました。しかし、日鉄鉱業は頑なに和解を拒否して、すべての案件を最高裁まで争う姿勢を崩さなかったのです。

建交労と日鉄鉱業との闘い

全日本建設交運一般労働組合（以下「建交労」）は、全国あげてじん肺闘争を展開しています。とくに、全国トンネルじん肺闘争はその最大の闘いです。北松じん肺訴訟が提訴されてから十年後の一九八九年三月に四国トンネルじん肺訴訟が始まり、一九九六年十月からは全国トンネル請求団が結成され、スーパーゼネコンを相手に全国的な闘争へと発展していきました。

建交労が日鉄鉱業との直接の闘いを開始したのは、西日本石炭じん肺訴訟が提起された二〇〇五年からです。それまでは、原告不在のまま共同闘争として日鉄鉱業との闘いに参加してきました。しかし、西日本石炭じん肺訴訟の請求団に日鉄鉱業を被告にする組合員がいたために、直接の闘いが始まったのです。

長崎請求団の中には、日鉄伊王島炭鉱や日鉄北松御橋炭鉱、日鉄柚木

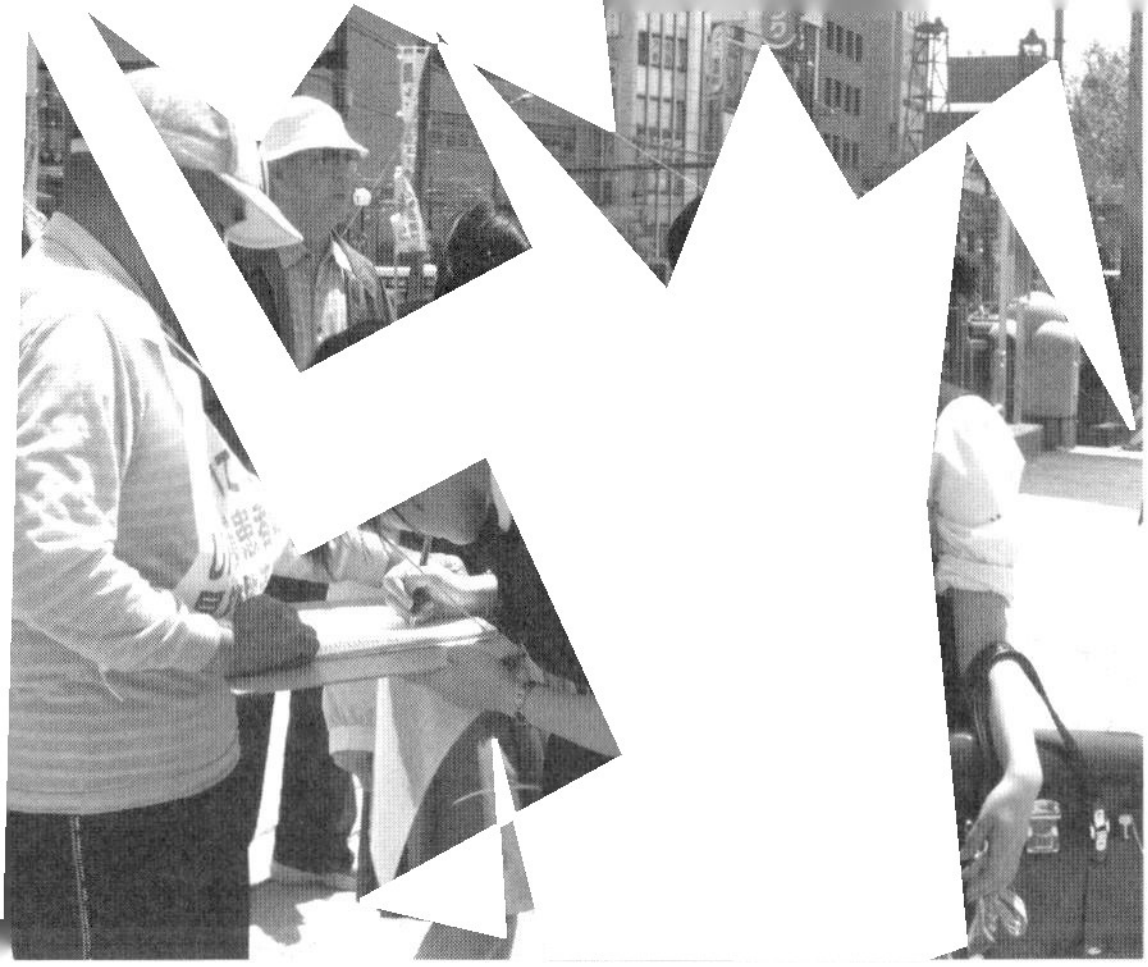
福岡地裁宛の署名行動（2007年５月）

炭鉱などで就労した人が、大牟田請求団は有明坑の就労者三人が原告となりました。有明坑は、日鉄鉱業が福岡県高田町（現・みやま市）に開発、しかし出水の激しさで着炭までたどり着けずに展開を断念し、その後、三池が買収しました。大牟田請求団の三名はいずれも就労期間が短く、八カ月、一年、二年でした。

こうした短期就労者をも日鉄鉱業との訴訟に踏み切らせたものは、すべての裁判を最高裁まで争い続ける日鉄鉱業の傲慢な態度にほかなりません。日鉄鉱業の早期・全面解決を拒む、頑なじん肺問題のとらえ方に、炭鉱労働者とじん肺患者は「日鉄は許せない」と怒り心頭なのです。

日鉄鉱業は、日鉄鉱業じん肺全国第二次訴訟が二〇〇五年二月二十二日に最高裁で終焉した二日後の二月二十四日付で「弊社じん肺訴訟について」を発表して訴訟の終息を打ち上げていたのですが、実際には一息つく間もなく、再び被告席に呼び戻されたのです。

相次ぐ仲間の死

長崎請求団の組合員で日鉄鉱業を被告とした田川一敏さんが二〇一二年十一月、山下光雄さんが同年十二月に相次いで亡くなりました。この二人は、日鉄鉱業がほかの企業と同じような和解による解決を選択したなら、生きているうちの解決ができたはずです。しかし、日鉄鉱業は非提訴組と結んだ「覚書」で三年間の合併症治療期間がなければ安い額での解決しかしないとしているため、合併症認定後一年に満たない山下さんは、原発性肺がんと続発性気管支炎を発症し、重篤な中でも提訴せざるを得ませんでした。

田川さんは敗血症での死亡でしたが、労働基準局は、じん肺と敗血症とは関係がないと遺族に対する労災給付をしませんでした。そこで、審査請求、再審査請求を行い、田川さんの死亡はじん肺が原因であると、やっと認められたのです。山下さんは、原発性肺がんで亡くなり遺族請求が認められ、裁判は遺族が承継しています。福岡高裁は、原審のじん肺管理2合併症の判決額を見直し、じん肺死の損害賠償額を日鉄に課す判決を下しました。日鉄鉱業は、最高裁に上告受理の申し立てをしましたが、不受理となりました。建交労は、亡くなった二人の無念さと怒りを、日鉄鉱業に訴え続けています。

日鉄鉱業の許されない所業のもう一つが、下請け労働者を救済しないというやり方です。日鉄鉱業は「覚書」で、直接雇用でない人には責任がないので支払わない、としています。これは、旧主要炭鉱企業の三井、三菱、住友、ニッチツ、三井松島などが下請け労働者も含め和解解決に応じていることと比べると、日鉄鉱業がいかに人権無視の企業であり、法律を無視する企業であるかを示しています。坑内では直轄も下請けも同じ鉱山保安法に基づいて働いていたはずで、下請け差別は絶対に許されないことです。

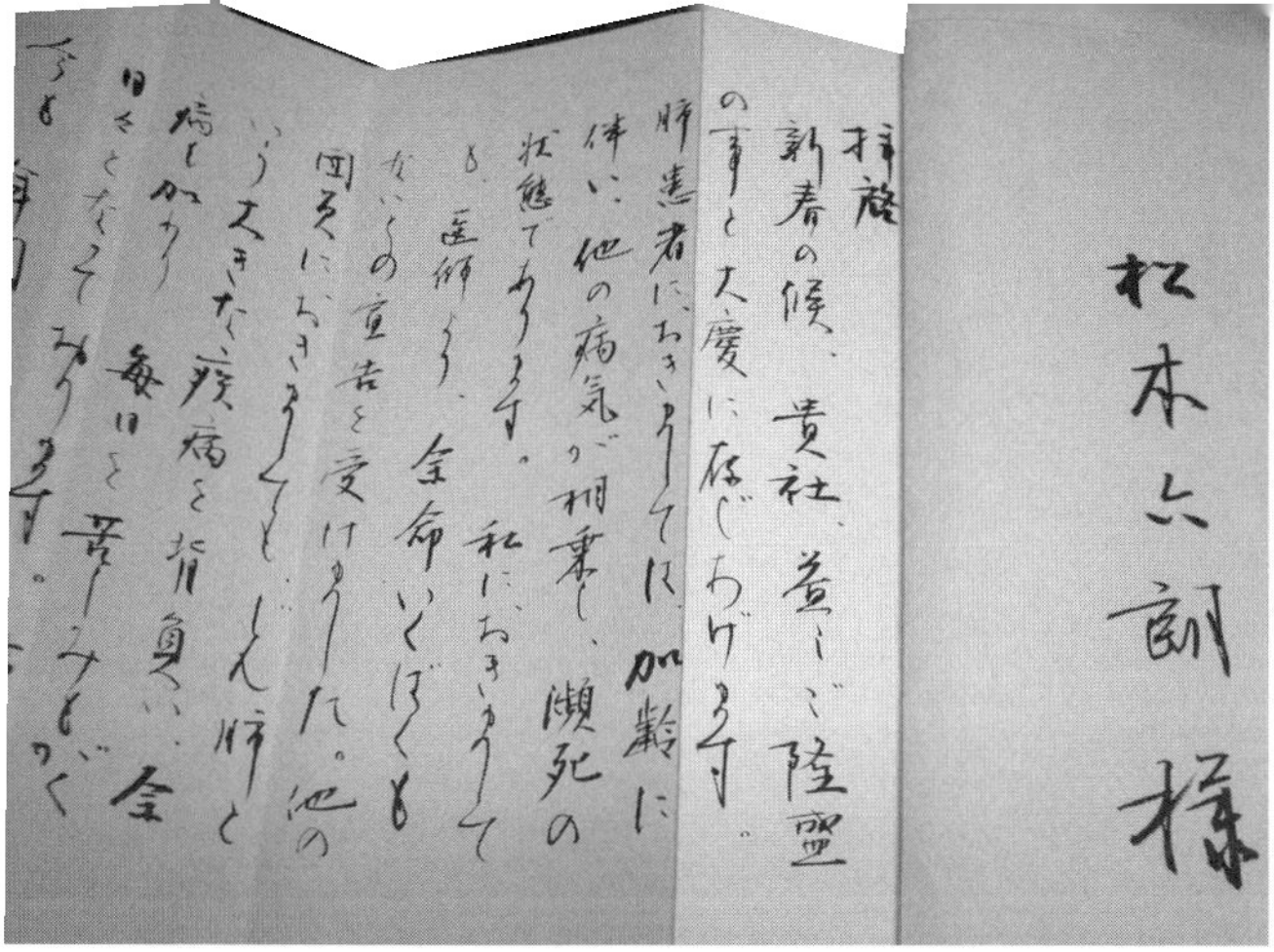
松本六郎様
拝啓
新春の候、貴社益々ご隆盛のことと大慶に存じあげます。
肺患者におきましては、加齢に伴い、他の病気が相乗し、瀕死の状態であります。私におきましても、医師より、余命いくばくもないとの宣告を受けました。

日鉄鉱業社長への手紙

憲法をいかす闘い

建交労全国労災部会総会の方針では、日鉄鉱業に謝罪させるまで闘うことが決定され、直接原告を抱える西日本石炭じん肺大牟田請求団、長崎請求団、熊本請求団を中心に運動が展開されてきました。

建交労と請求団は、日鉄鉱業本社前行動、社長宅前行動、大株主の新

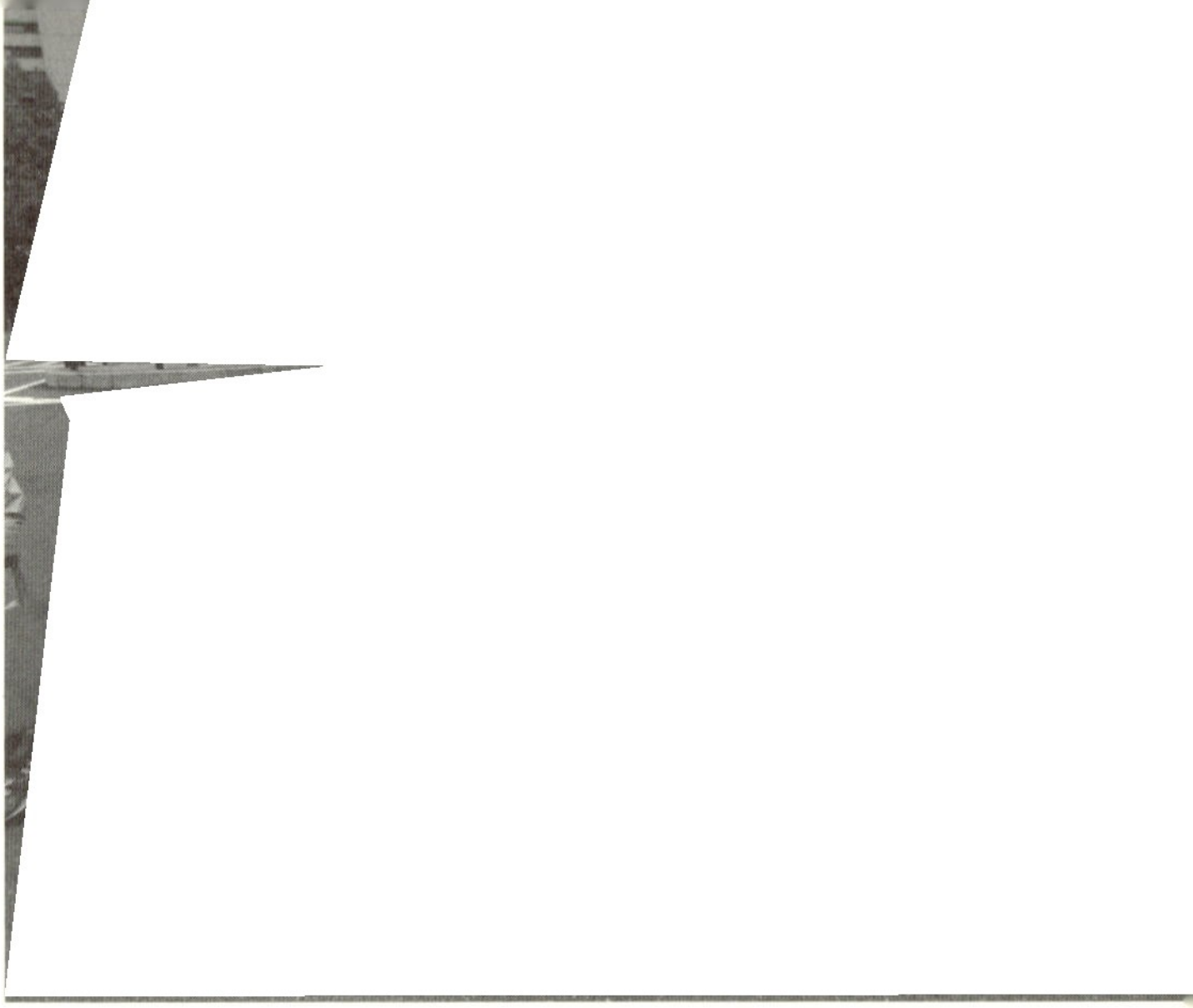

国会へ向けてデモ行動（2012年10月）

日本製鐵（現・新日鐵住金）本社要請行動、最高裁要請行動、経済産業省要請行動などに取り組んできました。

　また、じん肺被災者を苦しめる所業を多くの人に知ってもらうため「ブログ」を立ち上げ、全国の仲間に書き込みを呼びかけました。日鉄鉱業と闘っている原告や支援の仲間たちも判決が出るたびに投稿し、日鉄鉱業の非情さを思いのままに書き綴り、発信することができました。二〇一〇年、これらを『謝れ！　日鉄鉱業！』のブックレットにまとめ、頒布活用しました。日鉄鉱業やじん肺のことを知らなかった人にも実状を知らせることができたと思います。

　これまで、日鉄鉱業の敗訴は四十回を数えます。一部上場企業にとってこれほどの汚点はありません。

　多くのじん肺裁判で企業の責任・国の責任は明確になっていますし、「覚書」による「下請けは他社の問題」、「休業補償から三年経過の者」などの日鉄鉱業の論理がすでに破綻していることも、これまでの裁判で明らかです。今、日鉄鉱業に求められているのは、じん肺を発生させた責任を真摯に認め、長期にわたり争い続けたことを謝罪することです。そのうえで今後のじん肺問題を解決できるシステムを作ることです。

　労働者の命を軽んじる日鉄鉱業との闘いは、労働者の尊厳を守る労働組合として最も重要な闘いです。

建交労は、失業と貧乏と戦争に反対する労働組合として、日本国憲法をすべての闘いにいかす活動を方針として掲げています。じん肺闘争は、日本国憲法第二十七条に明記された「勤労条件に関する基準」に基づく闘いでもあります。

最古で最大の職業病であるじん肺の根絶は、全労働者の願いです。日鉄鉱業は、二十五年に及ぶじん肺訴訟を解決し、じん肺根絶の道を歩み始めるべきです。それにはまず被害者への謝罪です。謝罪なくして、全面解決も、じん肺根絶もあり得ないのです。

株主会の運動

初めての株主総会参加

謝罪も和解も拒み、解決を考えようとしない日鉄鉱業の頑な態度に対して、東京の労働組合を中心に、同社の株主となって株主総会で発言し、会社を内側から変えていこうという運動が、一九九七（平成九）年から行われてきました。「日鉄じん肺を支援する株主会」（以下「日鉄鉱業株主会」「株主会」）です。その会に西日本石炭じん肺訴訟原告団・弁護団も加わり、二〇一一年から株主総会に出席することにしました。患者や遺族の方々が経営陣に直接訴える場を設け、社長や取締役に生の声を聴かせたいという思いがあったのです。

西日本石炭じん肺訴訟で日鉄鉱業を訴えた患者、遺族を中心に十三名が新しく株主会のメンバーになりました。

株主会では、株主総会対策会議を事前に何回か開催し、そこで質問事項や誰がどういう順番で質問するかなどを議論するとともに、当日の日鉄鉱業本社前での行動内容や準備についても協議しました。

そして迎えた第九十七回株主総会の日。日鉄鉱業の入っている郵船ビルディングの前で、早朝から通行人にビラをまき、マイクで訴えを行いました。開始の時刻が近づくと、参加者に拍手で激励されながら、株主会のメンバーがビルの中に入っていきました。

総会会議場には一種異様な雰囲気がありました。会場には、すでに社員株主が会場の前方二列と後方二列に座り、私たちは、この社員株主にサンドイッチのように挟まれて着席したのです。

開始時刻の午前十時になると、最初に会社側から業績の報告や提案などがあり、その後、質問の時間が設けられます。その時が、じん肺に関する発言の時間です。

議長は松本六朗社長が担当。自ら質問者を選んで指名し、自ら回答を行い、自ら議事進行をとりしきる、まさにワンマン体制です。

これまでの質問の時間では、じん肺に関して言わせるだけ言わせ、じん肺の質問が続いても邪魔しようとはせず、十二時近くに社員株主から出された議決を求める意見を合図に、社長が質疑応答を終了すると宣言。その後、議決され、閉会されていたそうです。今回の総会も同じやり方でした。

そのなかで、旧来のメンバーとともに新参加メンバーも、「謝罪をして早期に和解解決すべきではないか」、「下請労働者に対しても和解での早期解決を図れ」、「会社が裁判外での解決基準としている覚書で下請労働者が対象外になっているのは不当だ」、「無駄な費用をかけて争い続けているが、結局は判決で高い賠償金の支払いを命じられているのだから、和解で解決した方が会社にとっても得になるのではないか」、「会社は社訓の『人と社会を鉱山で支える』を実践してきたと言うが、元従業員や下請りの労働者に対する労災賠償責任を何度も認めてきた最高裁判決を『納得できない』と頑なに受け入れようとしない態度は、この社訓の趣旨に反するのではないか」といった意見や質問を出しました。

これに対して同社長は、「あくまでも任意での解決は覚書での解決だけであり、それが不服だと裁判を起こした者に対しては最後まで争い、判決を得る、それが会社に対する責任だ」、「下請けの問題はその者を直接雇う他社の問題だ」などといった、それまでの会社の方針を述べるにすぎないものでした。

日鉄鉱業のじん肺に対する姿勢は分かっていたはずですが、社長から面と向かって言われると、さすがに頭に来ますし、強い憤りを感じました。

硬化する日鉄鉱業の態度

株主総会に出席した経験から、もっと追い詰めていくやり方をすべきだと反省し、翌年の第九十八回総会に向けて徹底的に質問事項を議論し検討しました。とくに、日鉄鉱業が任意での賠償の基準としてこだわる未提訴グループとの間の覚書が、いかに不合理かについて追及することにしました。

というのも、日鉄鉱業の炭鉱で働いた患者の中に、八十三歳の高齢に加え、管理2で原発性肺がんと続発性気管支炎の合併症という重い病を抱え、日々苦しんでいる方がいました。この方に日鉄鉱業の覚書を形式的に適用すると、労災補償開始から三年経過していないというだけで、基準金額は一〇〇〇万円となり、しかも他粉じん職歴による案分比例の結果、わずか二十五万六〇〇〇円しか支給を受けられないのです。

常識的に見ても、これはあまりにひどい数字です。この方が訴訟を起こし判決で賠償を受けるときは、西日本石炭じん肺訴訟判決基準によると一五〇〇万円になることは明らかでした。そこで、生きておられる間に正当な償いをしてほしいと、訴訟によらない解決を求め、日鉄鉱業に覚書の弾力的適用を求めました。しかし、日鉄鉱業側は冷たく、例外は認めないとの回答でした。これは誰が見ても不合理です。肺がんの合併症を予定していなかった覚書そのものの見直しが必要なことは明らかでした。

第九十八回の株主総会も、前回同様、社員株主が多数参加し、私たちを挟むかたちで陣取りました。業績報告のあと、決算承認などの議案提案が行われ、そして質問タイムが始まりました。

私たちは、①勝訴原告からの謝罪要求、②覚書による解決の不合理さ、③争い続けていることの不合理さとデメリット、④北海道での解決の実態、社会の一員としての企業の解決のあり方、という四つのテーマで質問事項を用意し、その質問事項も順番を付け、流れを作り、しかも質問担当者をあらかじめ決めておくという準備をして臨んだのです。

ところが、その回の総会で日鉄鉱業は、じん肺の質問や発言が続かないよう、質問の途中で社員株主に質問をさせて質問の流れを分断するという作戦をとってきたのでした。前回の総会での立て続けの患者や遺族からの質問が会社にとって耐えられなかったようで、放ってはおけないと対策を練ってきたようです。

しかし、日鉄の作戦にほころびが見えました。原田直子弁護士が、そもそも覚書は肺がんの合併症を予定していなかったのではないかという質問をしたとき、松本社長は「自分では分からないので覚書の担当取締役に回答させる」と言って、その取締役に回答させようとしました。ところが、指名された取締役は返答に困り、「覚書が作られたのは十七年前のことなので、自分は分からない」と述べたのです。日鉄鉱

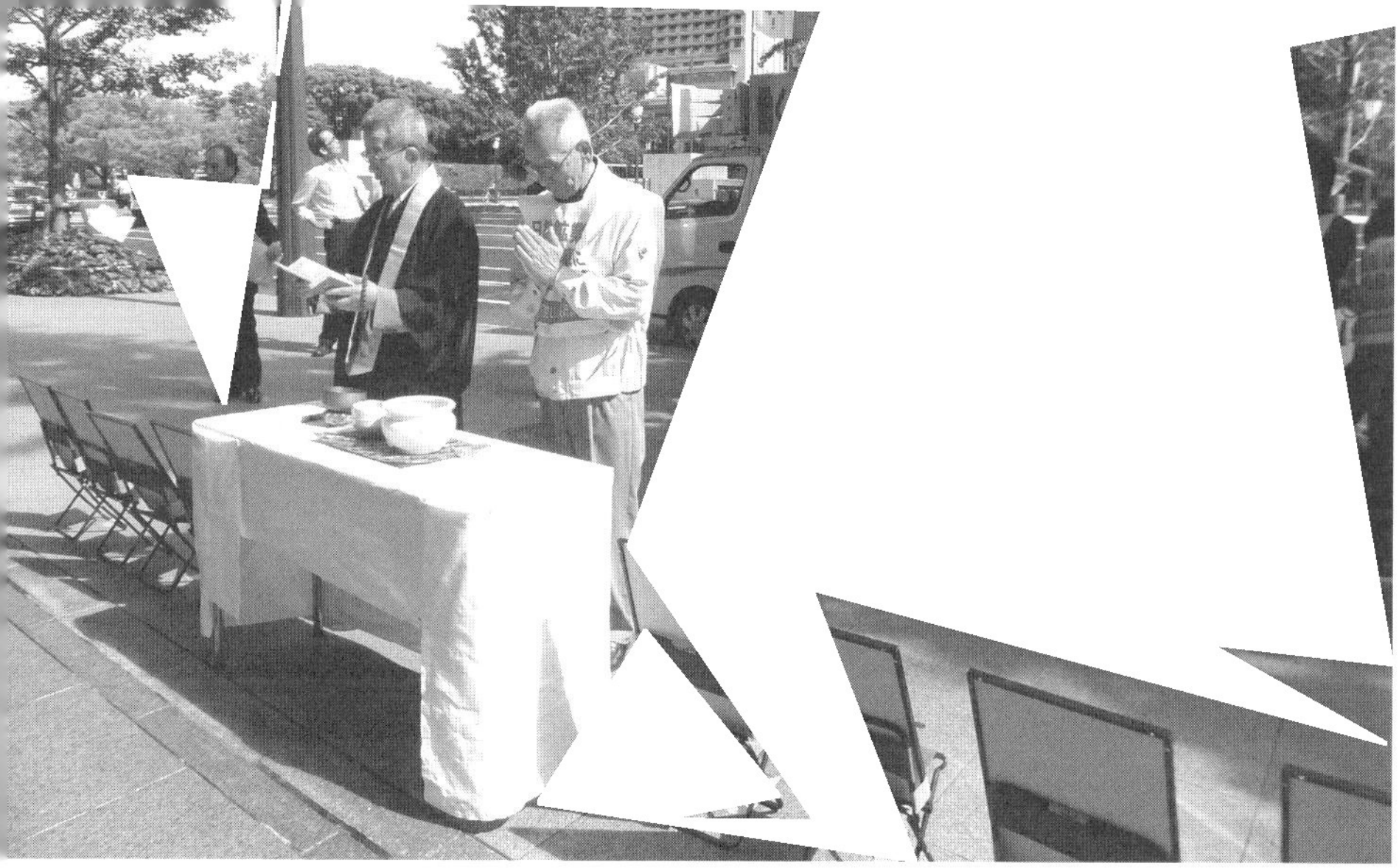

株主総会行動（2013年６月27日）

業が金科玉条にしている覚書の内容について、社長をはじめとする経営陣も、よくは分からなくなっていることを露呈してしまったのです。

こうして、第九十八回株主総会は終わりました。

二〇一三年の第九十九回株主総会については、翌年に第一〇〇回目を迎えるということから、節目を迎えるにあたって、責任を認めて謝罪し、闘争を終結させるべきではないかという観点から攻めることになりました。

岩城邦治弁護士が、長年謝罪を拒み続けた昭和電工の会長が新潟水俣病の原告団を訪問して謝罪を行ったことや、サリドマイド剤の回収から五十年の追悼式典で製薬会社の最高経営責任者が初めてサリドマイド被害者に対して正式の謝罪を行ったという事例などを挙げながら、謝罪をして最終解決を図るべきではないかと迫ることにしました。

しかし、この第九十九回の株主総会で、日鉄鉱業は、前回よりもっと露骨に私たちの質問を分断する態度を示してきました。質問を二回続けさせることはなく、回答は短く、余計なことは言わないという姿勢を貫き、そして強引に議事を進行して終わらせたのです。この露骨な態度は総会での株主会のメンバーの発言を嫌悪していることの表れに違いありません。

この日は、早朝から株主総会が終わるまで、本社前で、日鉄鉱業の炭鉱で働き、じん肺に罹り、そして亡くなっていった方々の遺影を並べ、祭壇を設け、僧侶に読経してもらいながら焼香を行い、通行人に日鉄鉱業のじん肺加害責任を知ってもらうという行動も行いました。

なくせじん肺

第一〇〇回の株主総会対策

二〇一四（平成二十六）年の第一〇〇回の株主総会を迎えるにあたって、株主会で対策会議を開催しましたが、その議論の中で、一度、日鉄鉱業の経営陣との間で全面解決のための意見交換を試してみるべきではないかという意見が出されました。そこで、株主会幹事長の永村誠朗さんと株主会のメンバーの長岡良春さんの二人が、前社長の高橋三郎氏に話し合いを申し入れました。

そうしたところ、柳瀬文弘総務部長が応対に出てきたのです。日鉄鉱業創立七十周年、一〇〇回目の株主総会を迎えるにあたって、同社としてなんらかの対処が必要であると判断したようでした。節目の第一〇〇回の株主総会が行われるときに、株主会のメンバーが出席してじん肺問題の発言をしたり、社前で焼香を行ったりする事態を避けたい、そのために何かすべきではないか、と考えたのだと思います。

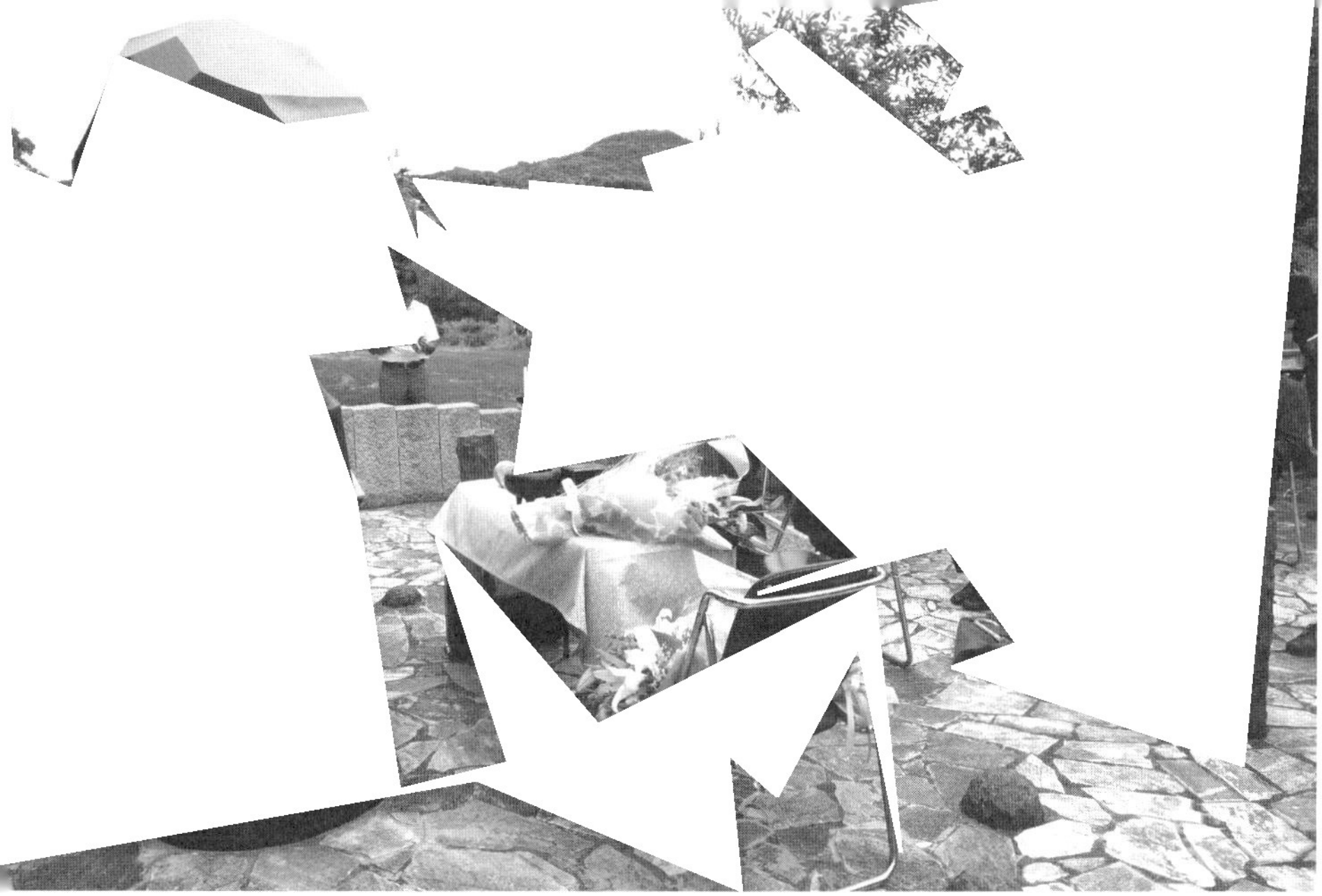

北松のじん肺被害者慰霊祭（2014年6月3日）

いかなる対応が可能かについて、日鉄鉱業、株主会、西日本石炭じん肺弁護団で協議を行い、それに基づいて日鉄鉱業側と交渉しました。その結果、柳瀬総務部長、野村勉総務課長が会社を代表して佐々町にある「北松の碑」への献花を行うと言ってきたのです。「北松の碑」とは、北松の被害者が先頭に立ってじん肺訴訟の闘いを切り拓き、勝訴して解決を勝ち取ったことを顕彰した記念碑です。日鉄鉱業側のこの対応を受け、株主会は第一〇〇回株主総会には出席しないことにしました。

日鉄鉱業の慰霊祭出席と献花

二〇一四年六月三日午後二時から、長崎県北松浦郡佐々町で北松のじん肺被害者慰霊祭が営まれました。「じん肺根絶記念碑」がある東光寺住職の司式で、読経に続いて元原告団・遺族代表の石丸吉一さん、山口等さんが献花、焼香。その後、日鉄鉱業の柳瀬総務部長と野村総務課長が、元原告・遺族や株主会（日鉄共闘）、西日本石炭じん肺訴訟弁護団の立ち会いのもと、「北松の碑」へ献花を行いました。その後、株主会を代表して永村さん、長岡さん、弁護団を代表して山本一行、伊黒忠昭の両弁護士が献花・焼香し、再度、追善供養の読経が行われ、慰霊祭の第一部は終わりました。

柳瀬部長、野村課長は、第一部の終了とともに「北松の碑」を後にしましたが、元原告団、支援の建交労、日鉄共闘、西日本石炭じん肺弁護団からの参加者を加えて、慰霊祭第二部が執り行われました。

当弁護団内でも様々な意見はありましたが、ファクス一枚の弔意の表明より、日鉄鉱業のそれなりの立場の人が、北松の地に足を運び、献花し、慰霊祭にも一部ですが参加するところまではやらせることができた、と積極的に評価をしたいと考えています。もちろん、これは日鉄鉱業が「謝罪をした」という評価ではなく、じん肺問題の終結でもなく、一つの節目を迎えることができた、ということです。

今後も被害が続く限り闘いは続きます。当弁護団としても、被害者が現れれば、今後も徹底的に会社の責任を追及しますが、日鉄鉱業が「献花をした」ということも踏まえ、じん肺問題の全面解決の方策を探りたいと思います。

一方、裁判のほうは、二〇一四年六月二十四日の西日本石炭じん肺第五次訴訟の最高裁決定をもって日鉄鉱業を被告とする原告（患者・遺族）がいなくなり、現在、提訴案件がなくなるところまで来ています。日鉄鉱業は、最後の最後まで和解せず、すべてを終わらせてしまったのです。原告団・弁護団、支援団体は、トンネルや金属鉱山など含めたあらゆるじん肺被害の発生防止までを視野に入れた活動を行ってきましたが、日鉄鉱業とだけは和解が達成できなかったことが、心残りになりました。

ＩＬＯ・ＷＨＯは、二〇一五年には世界中からじん肺を根絶すべきであり、そのために各国政府にじん肺根絶計画の策定を提唱しています。弁護団としても、なんとか二〇一五年までにじん肺問題を全面解決

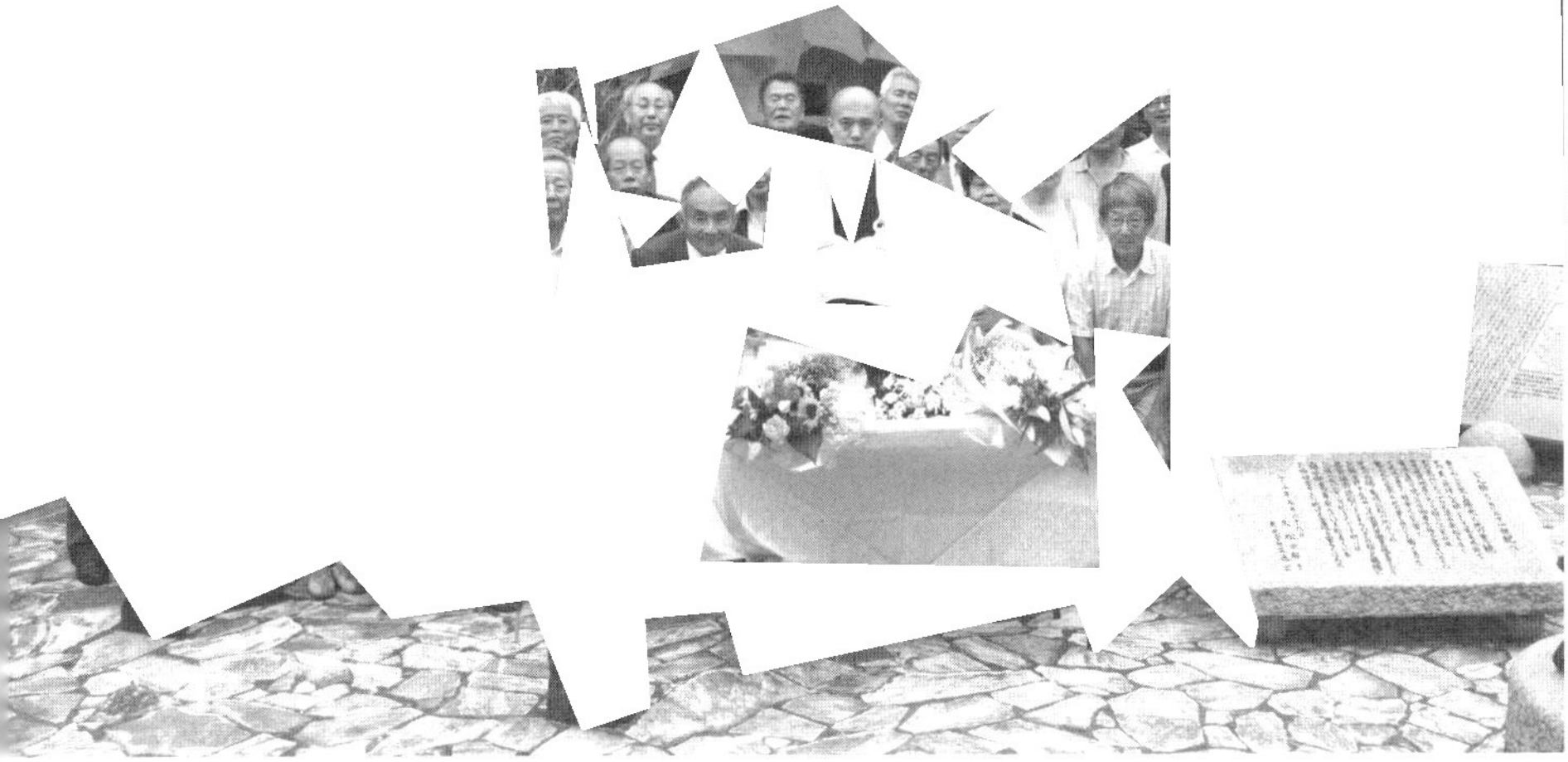

じん肺被害者慰霊祭後の記念撮影

へと持ち込み、じん肺の根絶を実現させたいと考えています。弁護団は、全企業に防じん対策の不備を認識させ、謝罪させ、和解させてこそ、将来に向けて、より良きじん肺防止対策の進展につながると考えています。

石炭じん肺訴訟からアスベストじん肺訴訟へ

俺たちはボタじゃない、そうやって立ち上がったのが北松の元炭鉱労働者たちでした。その闘いは、各地の石炭じん肺訴訟、トンネルじん肺訴訟へと受け継がれ、今、建設アスベスト訴訟へと継承されています。

アスベスト肺（石綿肺）とは、アスベスト粉じんに大量にばく露することで発症するじん肺で、毎日少しずつ粉じんを吸引して肺が冒される職業病です。じん肺・アスベスト関連疾患は、すぐに症状が出ません。十年、二十年たって現れます。十年もたてば、労働者は仕事を辞めたり、職場を変わったりしていて、失策の結果が眼前に現れないため「問題はない」と思われがちです。しかし、これは労働安全衛生という面での「想像力」の著しい欠如だろうと思われます。

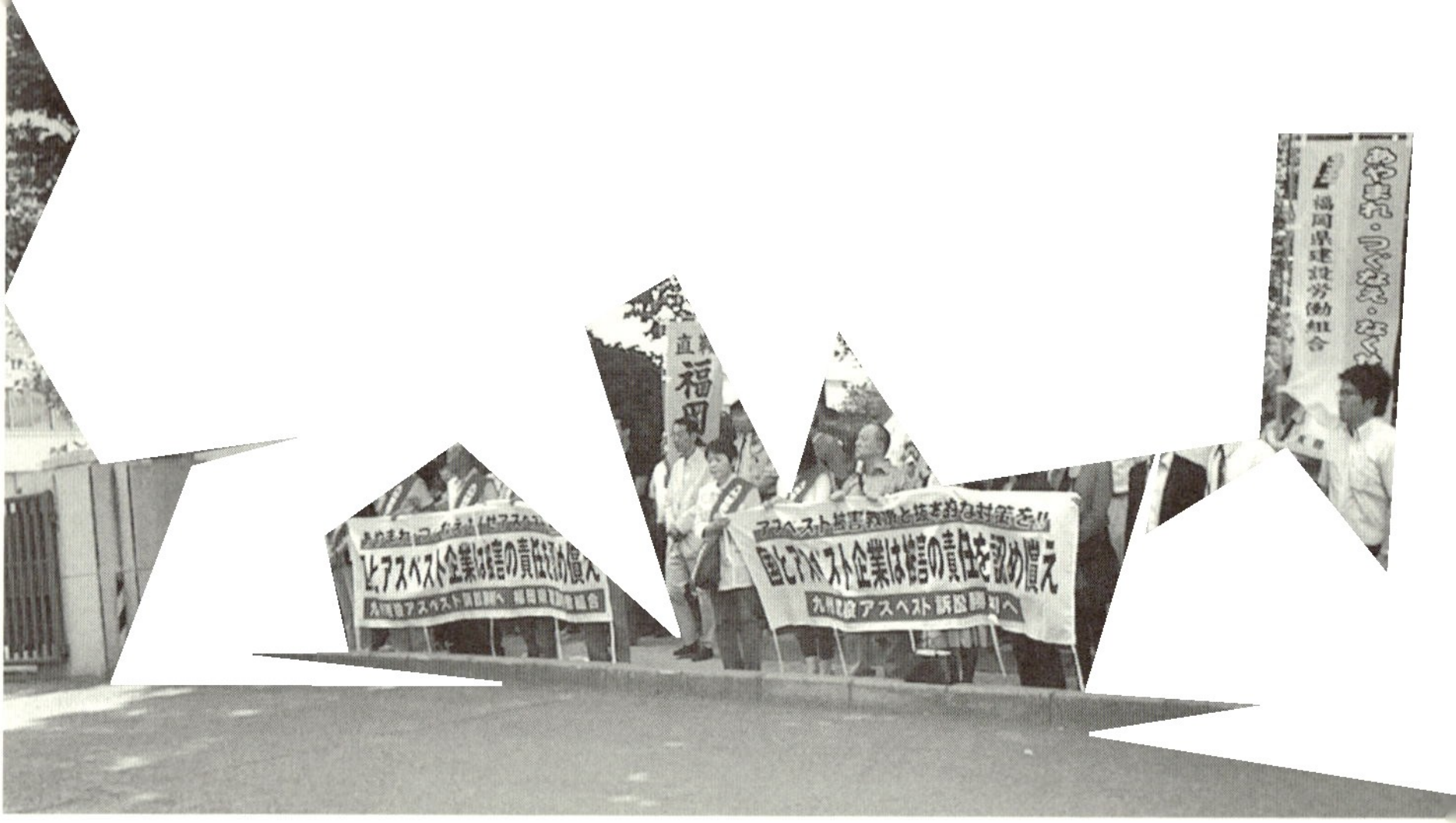

北松から始まった闘いは建設アスベスト訴訟へ受け継がれる

建設アスベスト訴訟は、建材メーカーが発がん性のあるアスベストを大量に含有する建材を製造し、流通させた責任が問われるべき問題です。国との関係では、石炭じん肺訴訟同様、危険なアスベストを規制するための権限不行使の違法による国賠訴訟です。

石炭じん肺訴訟は「石炭」という国の重要な産業育成のため、個々の労働者が使い捨てられてきたことを問題にしましたが、建設アスベスト訴訟においても、アスベスト建材は公共工事や民間の建設工事などに不可欠であり、建設業の発展のために個々の作業員が無視されてきた、という点で同じ構造を持ちます。

九州建設アスベスト訴訟の二〇一四年三月十九日の結審弁論において、山崎あづさ弁護士は、「いい仕事をすることは職業人の誇りです。ところが、被災者らは、いい仕事をしようとがんばった結果、このような被害にあったのです。建設アスベストの被害はがんばって働けば働くほど、たくさんのアスベスト粉じんを吸い込み、より重い病になるという、許し難い不条理を抱えています」、「かたや、アスベストの害悪を知り、それを防ぐ能力も、そのための資力も有していながら、自らの利益を優先し、なすべき対策を怠った被告建材メーカーと国。かたや、蓄えもきかない自分の労働力を日々提供して懸命に働くしかない労働者。その力に大きな格差がありながら、被害の公平な是正がいっさい図られないとしたら、こんな不条理はありません。それは、いい仕事をするためにただ懸命に働いてきた者が、職業人としての誇りと尊厳を傷つけられ、使い捨てにされるに等しいものです」と意見陳述をしました。

労働者は、ボタや使い捨ての道具ではありません。雇用主や国に、人たるに相応《ふさわ》しい誇りと尊厳を取り戻させるに十分な償いをさせる必要があるのです。

しかし、アスベストを原因とする疾患においても、労災の要件は満たしているのに、地方の労働局が労災を認めない、という事例が多く起こっているようです。これについても、呼吸器や病理の専門医の協力、労働組合、患者団体の尽力、じん肺問題に詳しい弁護士の訴訟追行により、審査請求や〝大阪高裁、東京高裁での勝訴判決などを勝ち取っています。

首都圏建設アスベスト訴訟も、二〇一二年五月二十五日の横浜地裁判決で国や企業の責任は否定されつつも、それでよいのかという疑問を裁判所に提示させ、同年十二月五日の東京地裁判決では国の責任を限定的にでも認めさせることができました。途中、同種訴訟の大阪・泉南アスベスト訴訟第一陣高裁での逆転敗訴判決はあったものの、その後、二陣の地裁判決、高裁判決で国の責任をきちんと認めさせる判断を引き出し、十一月には九州訴訟で製造メーカーや国に対するさらに進んだ責任を認める判決がとれるのではないかと考えます。

石炭じん肺訴訟もそうでした。そうやって少しずつ日本各地の裁判が共闘することにより、進んでいくのだと思います。日鉄鉱業を始め、三井、住友、三菱、古河、その他の石炭企業や国を相手に堂々と闘ってきたこの闘いは、アスベスト作業従事者に場面を変えて、新しい弁護士たちに引き継がれています。

日鉄鉱業株主会の運動に参加して

じん肺闘争支援東京連絡会　俵　倍作

「じん肺運動の大学」と言われた日鉄鉱業じん肺訴訟では、「あやまれ、つぐなえ、なくせ」のスローガンのもとに「日鉄じん肺を支援する株主会」（日鉄鉱業株主会）が運動の一形態として提起されました。株主総会には二〇一三（平成二十五）年まで数回出席し、発言もしてきたところです。最初の総会に参加するときは発言させてもらえない心配があって、事前質問書を株主会全員の連名で提出しました。

総会では事前質問書の回答を受けてから、再質問の追及をしました。株主総会は、午前十時から開始され、約二十分くらい経営情報の報告があって、それから一般株主の質問を受けます。例年、株主会の発言は十人以内（関連質問含む）で、十一時半ごろまで発言をさせて、頃合いを見て議事進行発言をさせて、株主総会が終了する時期が、長い間続きました。

しかし、ここ数年は、株主会にじん肺訴訟の原告、弁護団が参加し、株主総会での質問内容が具体的で厳しくなるなかで、日鉄鉱業もじん肺に関する質問の分断作戦を取り入れました。

二〇一三年の株主総会で、岩城邦治弁護士が二〇一四年の株主総会が日鉄鉱業にとって、創立七十周年、第一〇〇回の記念すべき株主総会になることを伝え、昭和電工の解決方向を参考にした和解解決を提案したところ、松本六朗社長の回答は、従前の紋切り型ではなかったように感じました。

二〇一四年の総会では、株主会としても、西日本石炭じん肺訴訟最高裁決定が総会までに出される情勢も含めて、最後の株主総会行動になる可能性を踏まえた対策として、高橋三郎前社長にコンタクトを試みることにしました。

日鉄鉱業の対応は、予想に反して素早いものでした。株主会としての株主総会出席を断念できないか、というのが最初の動きでした。この反応に接して十数年間、日鉄鉱業の株主会の一員として株主総会行動に参加してきたことが、実は効果があったのだと確認できました。日鉄鉱業の元、前を含む社長の「名言録」の数々が昨日のように思い出されます。じん肺運動に関わって、日鉄鉱業株主会に拠出していただいた、北海道から九州までの元原告団、支援者に感謝申し上げます。

東京のじん肺支援運動と日鉄闘争の三十五年

日鉄関連じん肺共闘支援共闘会議事務局長　永村　誠朗

東京の支援運動

私がじん肺闘争に関わるようになったのは、連合が結成されて、労働戦線の再編成が一段落した一九九〇（平成二）年、常磐じん肺の一審判決のころに、小野寺利孝先生が東京地評へ支援要請に来られたのが、はじまりでした。

その十年前に長崎北松じん肺訴訟が提訴されており、一九八五（昭和六十）年の一審判決、八九年の福岡高裁判決があり、この日にじん肺闘争支援東京連絡会（東京支援連）が結成されています。

私のじん肺での初仕事は一九九〇年の第一回全国キャラバンでした。九州・長崎の出発点には東京地評のほかの役員が行き、私は北海道へ行くことになりました。

このころの私は、じん肺についてのなんの知識もなかったため、行く先々の集会で、キャラバン隊の団長としてあいさつしなければならないことが地獄の苦しみでした。

じん肺患者と交流するなかで、もがき苦しみながら死んでいった仲間たちのこと、今でも自分は病院に接する道路は避けて通っていることなどの話を聞き、この人たちは自分もあのように死んでいくことを思いながら生きているのだと思い、じん肺の悲惨さを知りました。

その年の暮れに山本高行弁護士から東京支援連事務局長のバトンを渡されましたが、実際は事務局次長となった山本弁護士が事務局長としての役割を果たされていたと思います。その後、千代田区労協とともに東京地評が東京支援連の拠点となっていったことに、私が事務局長を引き受けた意義があったのではないかと思います。

さて、わが国初の石炭じん肺集団訴訟の長崎北松じん肺訴訟一審判決は、全国のじん肺患者に大きな影響を及ぼし、その年の暮れには伊王島じん肺訴訟、筑豊じん肺訴訟、一九八七年の釜石鉱山じん肺訴訟が提訴され、一九八二年に提訴されていた東京松尾じん肺訴訟とあわせて五事件が日鉄じん肺闘争の柱となっていきました。また、常磐じん肺、北海道石炭じん肺など、じん肺訴訟は全国へ広がり、社会問題として人々に知られるようになっていきました。

このころ私自身がそうであったように、じん肺という言葉も知られていない状態で、都内の労働組合を訪問しても「じん肺って何だ、公害か」といわれていました。

そのような白紙の状態から、今日の「常識」となるまでに変革したのは、長崎北松と筑豊の原告のみなさんの力でした。何十回も上京して都内の労働組合を訪問し、じん肺の悲惨さを訴えました。

以上のように、一九八九年の長崎北松じん肺二審判決（高石判決）を受けて東京支援連が結成され、私がじん肺闘争に参加した九〇年には第一回全国キャラバンがスタートし、九　年には日鉄関連じん肺闘争支援共闘会議（日鉄共闘）が結成されました。

この組織は、東京地評と全国建設労働組合総連合（全建総連）だけでも一〇〇万人を超え、国鉄労働組合、全日本港湾労働組合、日本新聞労働組合連合、全日本建設交運一般労働組合（建交労）など全国単位の産業別労働組合（単産）が参加する一三〇万人の支援組織で、議長には全建総連副委員長であった矢部正さんが就任しました。矢部議長は二〇〇四年に死去されましたが、それまでの十三年間、日鉄じん肺に関連する行動にはすべて参加する誠実な方で、私にとっても忘れることのできない恩人です。

日鉄共闘は、国鉄闘争・水俣闘争に連帯し、「根っこはひとつ」の九州行動（一〇〇〇人規模）を成功させ、最高裁への署名運動や全国キャラバンなど労働組合の中にじん肺問題を広げ、全国闘争を発展させる役割を果たすとともに、日鉄鉱業本社前行動は、毎月一回の宣伝行動、争議団の総行動や東京総行動などで年四、五回の大衆行動を約十五年間、休みなく続けてきました。

また、一九九七年には、「日鉄じん肺を支援する株主会」（三十一名）が結成され、九八年の日鉄鉱業第八十五期定時株主総会以降十五年間、毎年の株主総会において、じん肺問題の早期全面解決を要求し、会社の加害責任を追及してきました。

この株主行動で具体的な成果を得ることはありませんでしたが、毎年の株主総会は約一時間にわたって、じん肺問題での社長と直接対話の場となり、会社にとっては大きな負担になっていたようです。

なぜ三十五年も

こうして日鉄闘争は一九七九年の長崎北松じん肺提訴以来三十五年も続けられ、この間に十三件の訴訟で四十回の勝利判決を勝ち取ってきました。

この裁判闘争も日鉄鉱業がすべての事件について最高裁まで争ってきたことや、先陣として法的にも争点が多かったためか、筑豊じん肺訴訟は実に十九年もの歳月を要し、長崎北松じん肺が十六年、岩手じん肺が十七年、伊王島じん肺十四年、原告三名の東京松尾じん肺も十二年という原告・弁護団にとっては極めて長期の苦難の道のりでありました。

私たちの運動の目標は「あやまれ、つぐなえ、なくせじん肺」ですが、判決によって、「つぐなえ」は達成し、企業の加害責任を確定して全国のじん肺訴訟にも貢献してきました。

しかし、日鉄鉱業が裁判の結果を真摯に受け入れ、責任を認めて被害者に謝罪することが、じん肺根絶の前提となります。なぜ三十五年かけて、四十回もの判決で加害責任が断罪されても、日鉄鉱業は責任を認めず、謝罪を拒否するのでしょうか。

私は、長崎北松じん肺の訴訟が、わが国で初めての大規模な集団訴訟であったこと、そのために会社側は徹底的な原告団の切り崩しによって、この裁判を阻止しようとした歴史の出発点にあると考えています。

一審判決で原告が勝利したことから、会社は自らが作った未提訴者集団に対して「最終判決を勘案して補償金を支払う」ことを約束せざるをえなくなりました（「第一次覚書」）。そして一九九五年九月八日の福岡高裁差戻審判決の三日後にこの密約に基づいて未提訴者の代表と「覚書」を締結したのです。同時に会社は「今後日鉄鉱業の従業員でじん肺に罹患した者は、この覚書により解決し、裁判を選んだ者については最終判決を以て解決する」という基本方針を決めています。

この「最終判決を以て解決」が問題で、日鉄鉱業が責任を認めて謝罪してしまえば、新たに提訴された事件では争えないことになり、和解による全面解決以外の選択肢はなくなります。逆にこの方針が変わらなければ、責任を認めて謝罪することはありえないわけです。

しかしその論理は「その時代、その時代、最善の予防対策をしたので責任はない」という、判決で斥けられている主張のくりかえしであり、「最高裁の判決であっても納得できないものは納得できない」という理不尽なものです。また、和解勧告拒否については、「覚書と別の自主的解決は覚書を締結した当事者間の信義に反する、最終判決によって解決するのが弊社の方針」というのがその理由です。

二〇一四年二月からの交渉では、「責任を認めなくても、平成十七年のコメントのように、じん肺発生の事実を認めて謝罪してはどうか。それなら今後の訴訟対応の妨げにならないではないか」と迫りましたが、最終的には拒否してきました。

その背景には、以上のような提訴妨害にはじまり、「覚書」を作成し、自ら足を運んでまで同社のじん肺患者を掘り起こして、「覚書」と最終判決で解決という路線を確立してきた高橋三郎前社長の影響力があったと私は感じています（この「覚書」による未提訴じん肺患者への支払いは約七十億円、裁判による支払額は五十二億円）。

結局、「事実を認めての謝罪」も、会社の方針を変えない限りできないというのが結論となったようです。

以上のような歴史的に確立された会社の方針を変えることができるのは、その主役であった高橋三郎前社長のじん肺問題での影響力がなくなった時、あるいは会社のこの路線が貫徹され、新たな提訴がなくなった時であろうと思わざるをえません。

「謝罪」については、このような歴史的な経過と時間との闘いで勝てなかったと割り切ることもできますが、心残りは長崎北松の原告たちが、死の直前まで求めてやまなかった「時効差別」の問題です。この時効差別は決して金銭の問題ではありません。わが国初めての集団訴訟としてあらゆる苦難に団結して立ち向かってきた原告たちの誇りとその心を深く傷つけた問題であると思います。

私は、それが解決できなかったことが残念で、今はただ、北松の英雄たちの魂に、涙してお詫びするしかありません。

それにしても二〇一四年六月三日、北松の英雄たちが祀られる北松の碑に会社の代表が献花されたことは、日鉄鉱業で働いたことを誇りとしていた今は亡き原告たちへのせめてもの慰めとなったかもしれません。

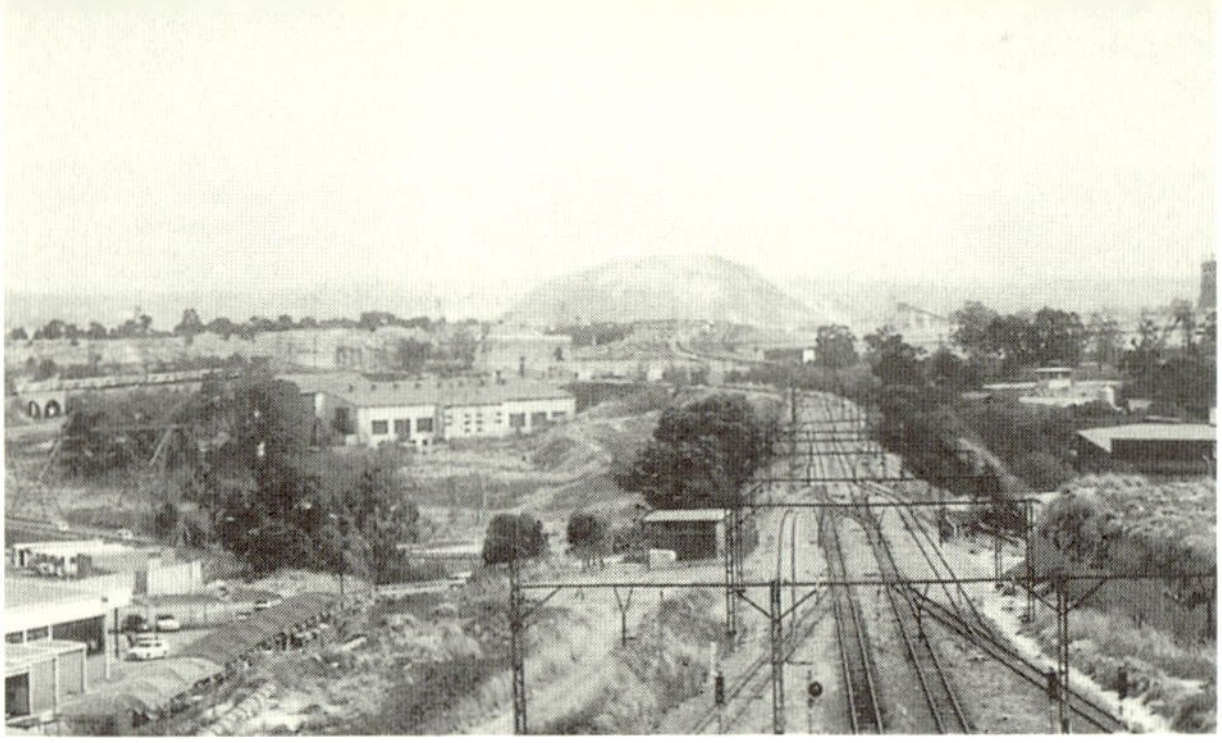
ヨハネスブルグ近郊のボタ山

裁判に勝って南アフリカへ行こう！

北松じん肺訴訟弁護団では、一審のときから「裁判に勝って南アフリカへ行こう」を合い言葉にしてきました。訴訟の準備で疲れて弱音が出そうになると、みんなで「裁判に勝って南アフリカへ行こうね」と声を掛け合い、気力を奮い起こしました。この一九九六（平成八）年九月の「南アフリカじん肺調査団」の報告を本書に収録しておきます。

＊

本文で触れたように、弁護団は、医師で労働科学研究所副所長の佐野辰雄先生からじん肺についての指導を受けたのですが、その中で「じん肺対策は、南アフリカの金鉱のけい肺対策から始まった」、「南アフリカの対策が最も進んでいる」という話を伺いました。

十九世紀末に南アフリカで金鉱が発見され、ヨーロッパから白人が大挙して採掘に押しかけたのですが、鉱山労働者がバタバタと倒れ、二十世紀に入る前後から、けい肺という病気に取り組むようになったとのことで、一九三〇（昭和五）年の第一回国

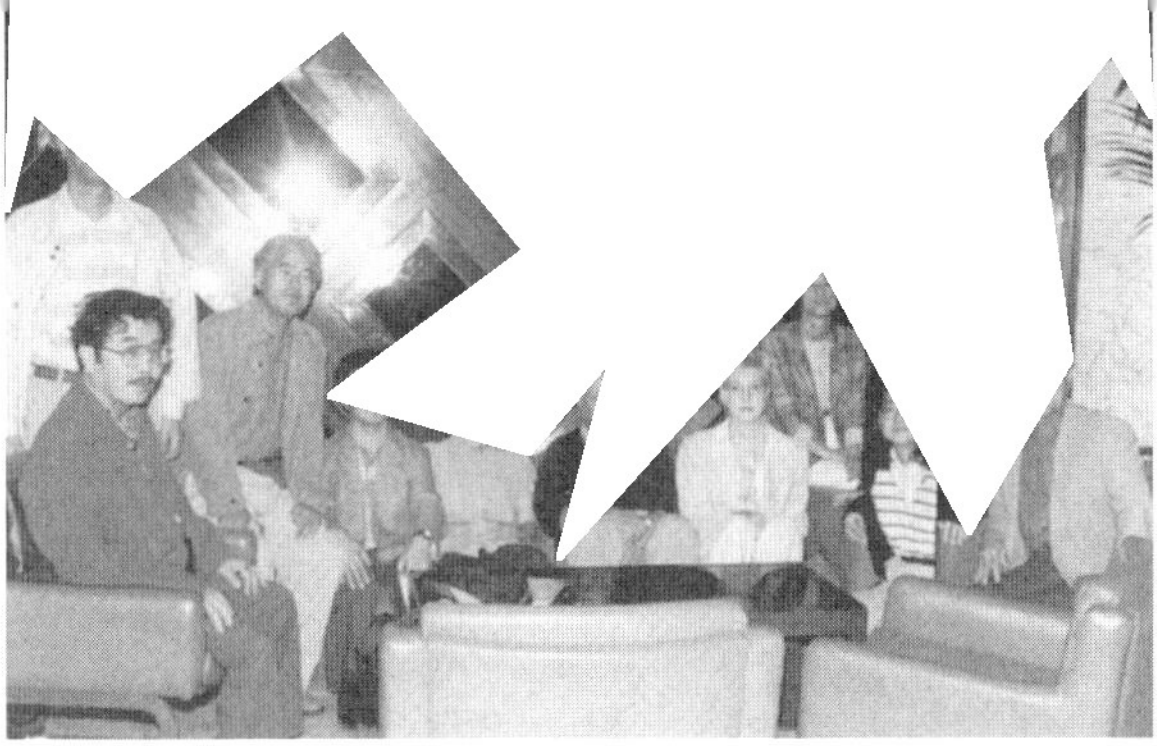

NUMの方々とサントンサンホテルのロビーにて

際けい肺会議も南アフリカで開かれたとのことでした。

それで、いつのころからか、「裁判に勝って南アフリカへ行こう」、「南アフリカへ行って、進んだ対策を勉強してこよう」が合い言葉になったのです。それが、地裁、高裁、最高裁に差戻審まで加わり、一九九六年九月の訪問実現までに十七年も要する結果となるとは、当初、思いもしませんでした。

訪問の準備がまた大変でした。富士国際旅行社で南アフリカ全国鉱山労働組合(South Africa's National Union of Mineworkers＝NUM)を紹介され、住所と電話・ファクスの番号を渡され、そこの書記フラウ・プリマさんと連絡をとるように言われたのです。しかし、強い英語コンプレックスの身で電話をかけられるはずもなく、やむなく和英と英和の辞書二冊を首っ引きに、たどたどしい英語で訪問の趣旨を書いた要請書を郵送し、あとはひたすらファクスを送り続けました。

フラウさんからは、南アフリカの職業病の現状や対策、補償についてのいろいろな資料を送っていただき、これを調査団で翻訳して事前学習しましたが、後日、NUMを訪問した際に、フラウさんから、「日本からじん肺対策を知りたいという文書が送られてきて、あとは一度も電話が入らず、ファクスが何枚も送られてきた。変な人たちだなと思った」と言われてしまいました。

とにかく半年近くかかって、南アフリカの労働省・保健省とNUM本部、クルーフ鉱山とその付属病院、南アフリカ鉱山会議所を訪問させてもらえる段取りが整いました。

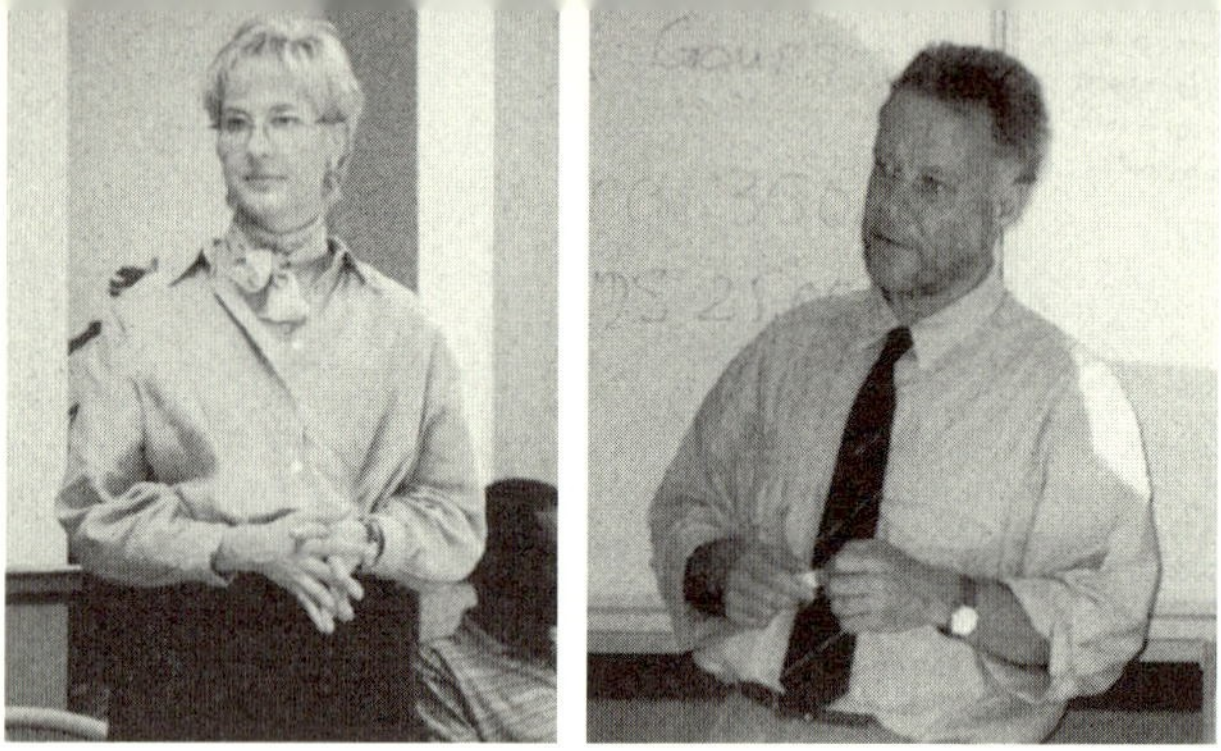

ＮＵＭの顧問医師ウイリアム・ブライアンさん（右）と、書記のフラウ・プリマさん

南アフリカじん肺調査団のメンバーは、後に志半ばで亡くなった東京の長谷川史美弁護士を加えた弁護士八名と、各地の訴訟支援の集会で協力いただいたシンガソングライターの横井久美子さん、それにエールフランスの小林靖夫さんの計十名です。小林さんは日鉄共闘のメンバーで、通訳をお願いして加わっていただきました。土日四日分と祝日二日分を織り込んでの十二泊十三日の旅でした。

福岡国際空港搭乗カウンターでの忘れ物騒ぎに始まって、台北経由香港着後の乗り継ぎに九時間も待たされ、キャセイパシフィック航空ジャンボ機でのインド洋上十二時間四十五分のフライトでは、トイレでの財布の落し物騒ぎなどいろいろありましたが、とにかくヨハネスブルグ国際空港に着いて、プレトリア近くのホテルに荷を下ろしました。治安確保の必要から作られた一つの町のような巨大施設の中のホテルでした。

＊

調査団の報告は「南アフリカじん肺調査報告書」にまとめて発表しているので、詳細は同書に譲り、駆け足で概要を報告します。

一日目の訪問先は労働省と保健省で、けい肺問題を担当する幹部四名が対応してくれました。二人は女性で、うち一人は黒人女性でした。

じん肺は、エックス線と臨床検査、肺機能検査で判定され、労働能力喪失一〇～三九％を基準Ⅰ、四〇％以上を基準Ⅱとするとのことで、補償は、休業補償と傷害補償

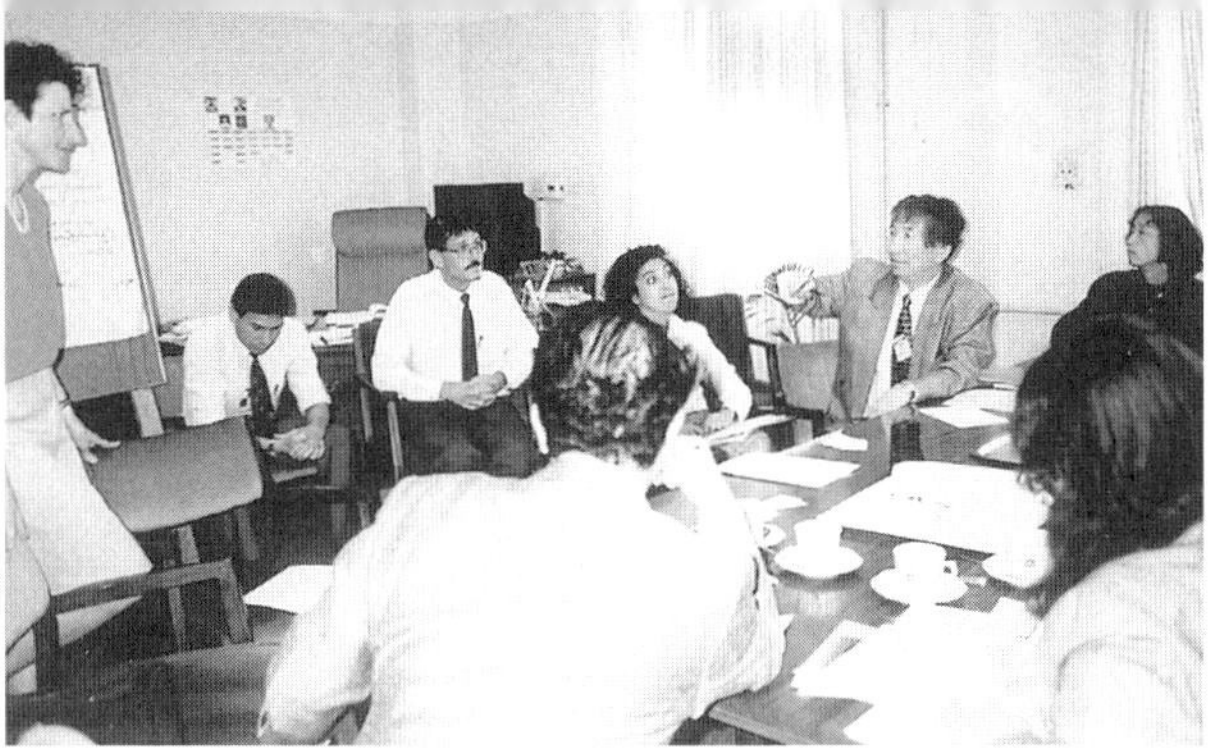

労働省での調査風景

とからなっているとのことでした。ただ、結核やＨＩＶの対策がより緊急で重要というお話で、特にＨＩＶの蔓延は深刻のようでした。

二日目はＮＵＭ本部を訪問しました。組合の担当者たち九名と、組合の顧問医師に対応していただきました。

黒人労働者に団結権が認められていない中での労働組合結成の苦難の歴史や、けい肺問題への取り組みの歴史、粉じん測定の取り組みなどの話のあと、顧問医師のウィリアム・ブライアンさんと書記のフラウ・プリマさんから鉱山労働者の疾病についての話がありました。

炭鉱労働者が二十年間勤務すると、事故死が二％、報告を要する負傷が三三％、結核罹患が二〇％、けい肺が一〇％との報告でした。深刻さがよく分かったのが、九七％が性病に罹患しており、三〇％がＨＩＶに罹患しているとの報告でした。

原因は、炭鉱労働者の九〇％が国内外からの季節労働者であるためで、衛生管理や治療を徹底できず、そのうえ近隣国にこれらの疾病を拡大し、また拡大したこれらの疾病が季節労働で国内に持ち込まれる悪循環を断ち切れないという、深刻さがひしひしと伝わってくる説明がありました。

また、南アフリカでは二十世紀初めからのけい肺のデータがあるが、それは白人に関するものだけで、けい肺対策も整備され充実しているものの、黒人のデータがないので対策の恩恵は黒人に及ばず、しかも国外の季節労働者を多用している結果、これらの人々の多くが制度の外に置かれる結果となっているとの報告がありました。

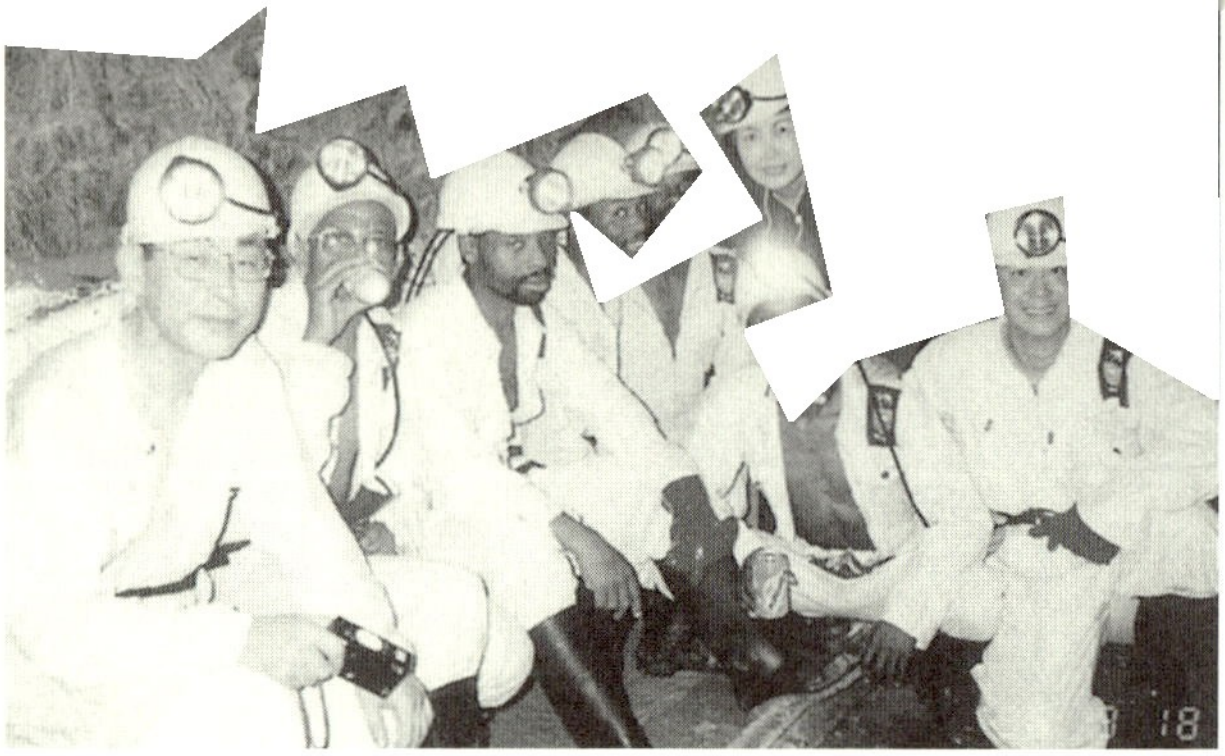
クルーフ鉱山坑内にて

ウイリアム医師は、南アフリカ共産党の活動家ということで高校生のころに兄とともに国外追放となり、イギリスで医学を学んだあと、ザンビアで医療に従事しながら、南アフリカの鉱山労働者と連携してきたという、筋金入りの医師でした。アパルトヘイトが終わり、やっと南アフリカへ戻って鉱山医療に取り組めるようになったと話しておられました。

またフラウさんは、大学で法律を学んで弁護士資格をとったあと、NUMの書記として組合活動に就いたとのことで、まだ年若い金髪の、フランス人形のような女性でした（フラウというのはアフリカーナの言葉で花の意味とのこと。「はなちゃん」という意味の、似会いのお名前でした）。

三日目はNUMのセッティングで、南アフリカ最大の金鉱、クルーフ鉱山の採掘現場を見学する機会を得ました。ウイリアム医師やフラウさんらも同行しての訪問でした。

最深部の切羽は地下五〇〇〇メートルとのことでしたが、私たちが案内されたのは地下三〇〇〇メートルの切羽でした。三十人乗りの檻のようなエレベーターで、時速五四キロで十分近くもかかって本坑道へ降り、そこから人車で切羽へ向かいました。排気坑道が二本あるそうで、そのため通気はよく、この深さでもそれほどの暑さは感じませんでした。

一番奥の切羽では黒人の炭鉱労働者が五、六名で働いていました。恕限度（規制濃度）も定められて、粉じん測定も行われ、湿式さく岩機での穿孔が行われていました。

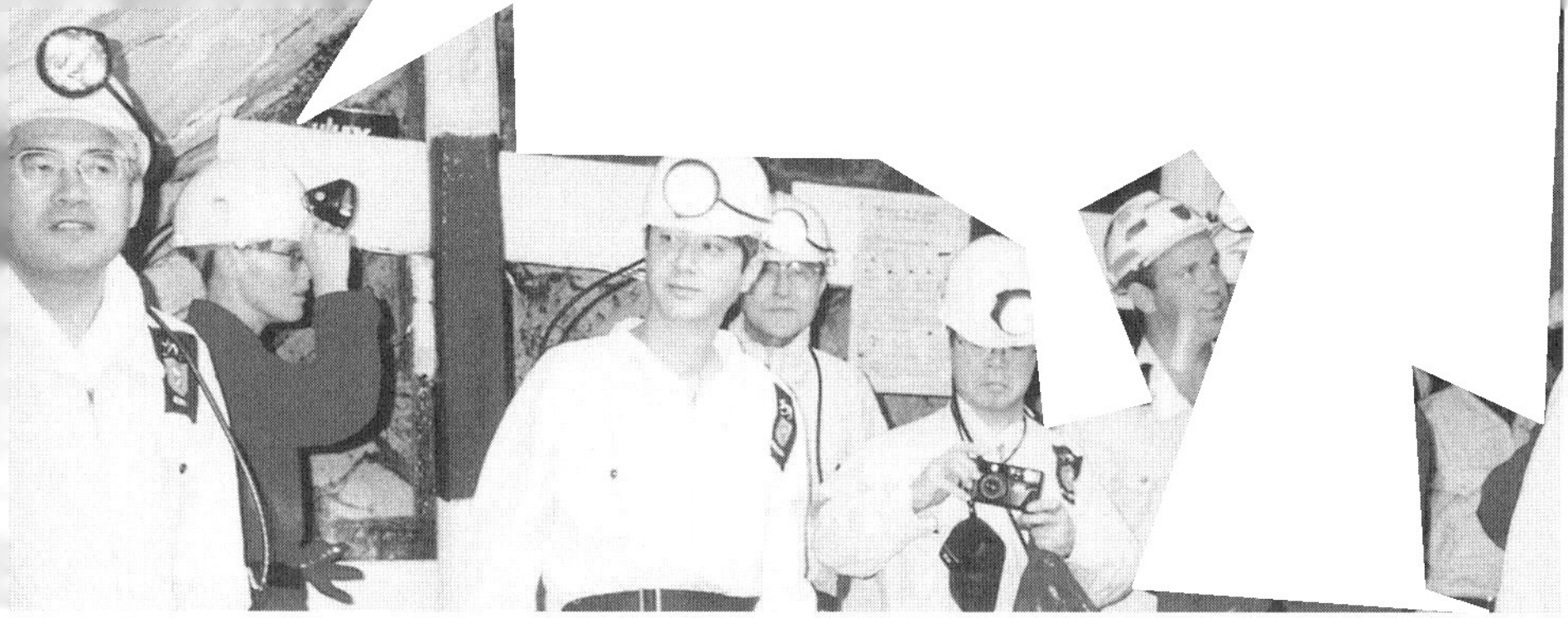

しかし、それでも切羽の中は水煙と粉じんで煙ったようになっていました。黒人労働者たちは防じんマスクを持っていないようでした。

その後、地上に戻り、鉱山病院を見せていただきました。三池病院ほどの多さではなかったものの、黒人のけい肺患者が毛布にくるまりベッドに横になっている痛ましい姿がありました。

そのあと、クルーフ鉱山幹部を含む二十名より、調査団歓迎のパーティーが開かれました。遠い日本からの訪問とはいえ、同鉱山となんの関わりもない私たちが盛大に歓迎されたことは驚きでした。セットしてくれたNUMの力は、大鉱山としても無視できないということを目の当たりにした感じでした。

四日目は、午前中、けい肺補償の実施機関を訪問して、補償の実務についての話を伺いました。

四日間の感想は、「白人のために世界最初の優れた各種けい肺対策が講じられたが、現場で働く黒人季節労働者は対策の外」というのが実感でした。

＊

四日間の熱の入った調査のあとは、ジンバブエとボツワナ、そしてケープタウンを回りました。

ジンバブエではヴィクトリア・フォールズの大瀑布を見たあと、その上流のアフリカ四番目の大河ザンベジ川でクルージングを楽しみました。

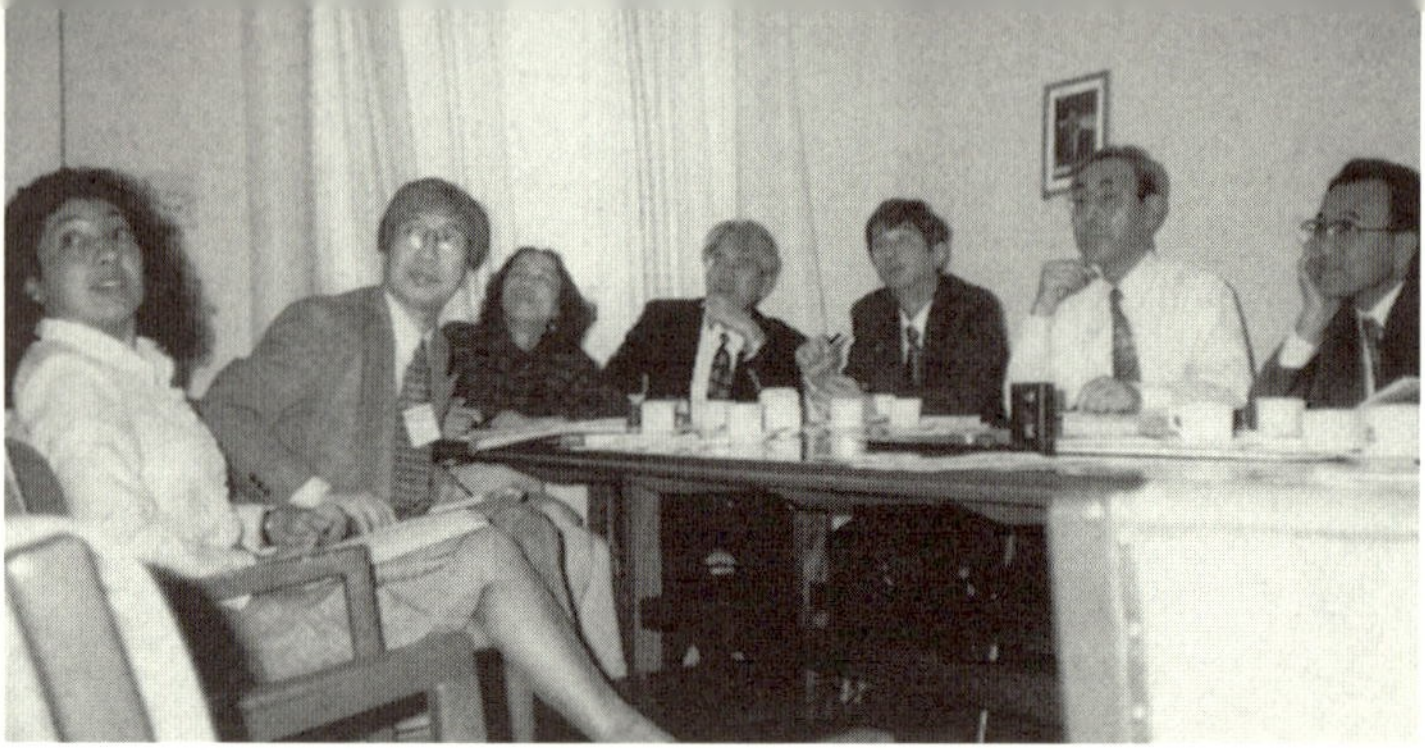
労働省にて

最後に、ヨハネスブルグ乗り継ぎで遠くケープタウンまで飛びました。南アフリカの議会はここに置かれています。
ここではインド洋と大西洋が出会うケープホーン（喜望峰）へ行き、大航海時代をみんなで思い浮かべました。また、ネルソン・マンデラさんが二十七年間も幽閉されていた海の向こうのロペン島を眺め、アパルトヘイトとの闘いのことを考えました。

＊

振り返ってみて、じん肺調査も、南アフリカへの旅も充実して楽しいものでした。これも、日鉄鉱業じん肺の闘いを力を合わせ、協力して乗り切った、気心の知れた同志的十人の旅だったからと思っています。

この十三日に及ぶ旅の間、全員に何かの小さなトラブルが生じ、少々のことは気にも留めない河西龍太郎弁護士でさえ、ホテルで一日休養をとるということがありました。小林さんは、お母さんの体調が思わしくないとのことで、ヨハネスブルグの四日間の通訳のあと、急遽帰国されました。

コースを皆勤できたのは、なんと、最高齢で血圧の薬を手放せない松岡肇弁護士と、ぜんそくの持病を持つ原田直子弁護士の二人だけでした。

＊

後日談ですが、この調査でお会いした三人の方と日本で一年後に再会するという出

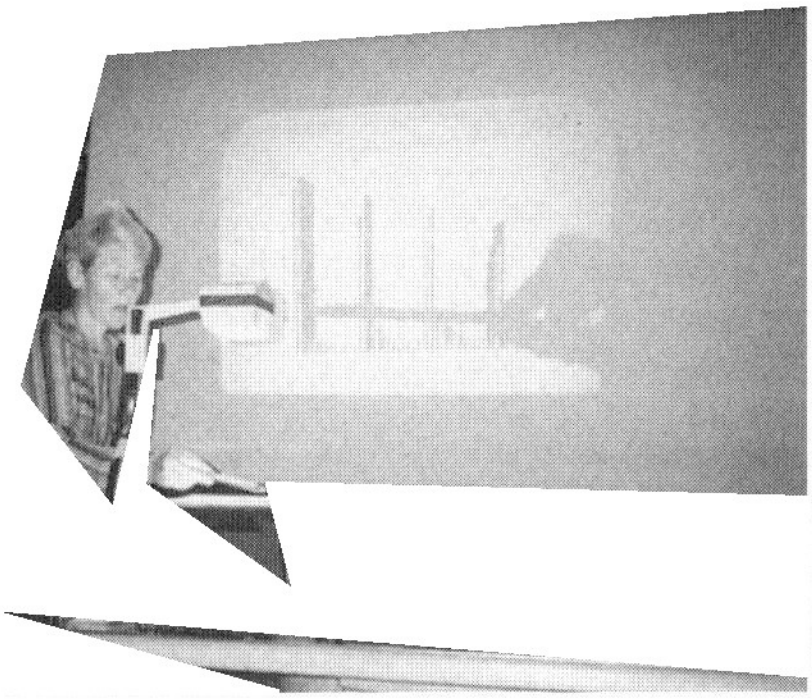

南アフリカ鉱山会議所のじん肺専門医師イーバーさん

来事がありました。

一九九七年十月にＩＬＯ国際職業性呼吸器疾患学術会議が京都で開かれました。ヨハネスブルグで開かれた一九三〇年の第一回国際けい肺会議から数えて第九回目となる会議でした。この国際会議に合わせて、全国じん肺原告団連絡会議と弁護団連絡会議、支援連が、被害者サイドからのじん肺国際会議を開こうと取り組みを行ったのです。その報告者のお一人が、ＮＵＭのウイリアム・ブライアン医師で、北松じん肺弁護団として正式にお招きしました。

会議の前日、古都京都を見ていただいたのですが、三十三間堂を回ったときのことです。見終わって出口へ向かっているときに、入口から入ってくるお二人の外国人女性を見かけました。「あっ、去年会った！」と思うのと、ウイリアムさんが「Hello！」と呼びかけるのが同時でした。お二人も笑顔になって手を振られました。一年前にプレトリアの労働省、保健省で南アフリカのけい肺対策について説明をいただいたお二人だったのです。京都での国際職業性呼吸器疾患学術会議が翌日からということなので、お仕事がら会う必然性があったとはいえ、つくづく「地球は狭くなった」と痛感しました。

その晩は、お二人にもご一緒していただき、一年前に会った顔ぶれで再会を祝し、賑やかな夕食をともにしました。

じん肺訴訟と根絶の取り組みの歩み

年	じん肺訴訟関係	根絶運動関係	制度改正関係
1972	10・25 共立窯業森田じん肺提訴（京都地裁）初のじん肺訴訟		
1975	12・23 森田じん肺地裁判決		2・25 最高裁安全配慮義務初判決
1977	10・12 長野石綿じん肺提訴（長野地裁）		
1978	12・11 遠州じん肺提訴（静岡地裁浜松支部）初の集団訴訟		3・31 じん肺法改正
1979	11・1 長崎北松じん肺提訴（長崎地裁佐世保支部）		4・25 粉じん障害防止規則施行
1980		4・6 全国じん肺弁護団連絡会議結成	
	9・7 北海道金属じん肺提訴（札幌地裁）		
1982	4・21 東京松尾じん肺提訴（東京地裁）		
1984		4・1 全国じん肺問題交流集会	
1985	3・25 長崎北松じん肺地裁判決	4・13 筑豊で北松判決学習会	
	9・17 常磐じん肺提訴（福島地裁いわき支部）	6・9 福岡で国の責任研究会	
		9・15 筑豊じん肺原告団結成	
	12・26 筑豊じん肺提訴（福岡地裁飯塚支部）国を被告に	9・22 筑豊・北海道交流会	
	〃・〃 伊王島じん肺提訴（長崎地裁）	10・12 筑豊・伊王島交流会	

1986	6・27 長野石綿じん肺地裁判決 6・30 遠州じん肺地裁判決 10・20 北海道石炭じん肺提訴（札幌地裁）	6・27 全国じん肺総行動 7・1 全国じん肺訴訟原告団連絡会議結成	11月 石炭鉱山保安規則のけい酸質区域指定制度を廃止
1987		4・7 北松と筑豊の原告団・弁護団で上京、支援要請の東京行動	
1988		6・21 東京・千代田公会堂で1000人集会	
1989	3・27 四国トンネルじん肺提訴（四国3地裁） 3・31 長崎北松高裁判決	3・31 じん肺闘争支援東京連絡会議結成	
1990	2・28 常磐じん肺地裁判決 3・27 東京松尾じん肺地裁判決	10・24 第1回なくせじん肺全国キャラバン 11月 第1回労災職業病九州セミナー 11・1 国鉄・じん肺・水俣全国総決起大会	
1991		6・18 日鉄関連じん肺闘争支援共闘会議結成 7・10 国鉄・じん肺・水俣連帯決起集会 9・24 第2回なくせじん肺全国キャラバン 〃 〃 嘉穂劇場で「俺たちはボタじゃない」上演	

1991		10月　筑豊17自治体で請願書を採択	
1992	1・24　常磐じん肺和解解決 5・19　細倉じん肺提訴（仙台地裁） 7・27　北海道金属じん肺和解解決 10・12　秩父じん肺提訴（浦和地裁熊谷支部）	10・1　第3回なくせじん肺全国キャラバン 10・30　筑豊1000人集会	
1993	12・1　三池じん肺提訴（福岡地裁）	5・21　北松じん肺100万人署名決起集会 10・4　第4回なくせじん肺全国キャラバン	
1994	2・22　北松じん肺最高裁判決 3・22　東京松尾じん肺最高裁判決 12・13　伊王島じん肺地裁判決	9・21　福岡、長崎、北海道選出国会議員との懇談会、各政党への要請 10・4　第5回なくせじん肺全国キャラバン 11月　全国弁連内に制度改革委員会を設置	
1995	7・20　筑豊じん肺地裁判決 9・8　北松じん肺差戻審判決 9月　日鉄鉱業の「覚書」	8・21　九州四訴訟団交流会 10・5　第6回なくせじん肺全国キャラバン	4月　ILO／WHOがじん肺根絶の勧告を発表
1996	3・11～7・10　四国トンネルじん肺和解解決 7・31　伊王島じん肺高裁判決	9月　南アフリカじん肺対策調査団、南アなどを訪問	

	10・15 細倉じん肺和解解決 12・25 日鉄全国訴訟提訴（長崎地裁）	10・4 第7回なくせじん肺全国キャラバンで制度改革要求「緊急3提言」を発表
1997	5・19 全国トンネルゼネコン訴訟提訴（22地裁）	3・11 全国原告団弁護団決起集会（総評会館） 5・20 「あやまれ・つぐなえ・なくせじん肺」全国総決起集会（豊島公会堂） 10・1 第8回なくせじん肺全国キャラバン 10月 全国じん肺原告団連絡会議と弁護団連絡会議は国際職業性呼吸器疾患学術会議に合わせて京都でじん肺問題国際シンポジウムを開く
1998	11・25 日鉄全国訴訟地裁判決 12・25 三菱長船じん肺提訴（長崎地裁）	5・14 千代田区公会堂大集会 10・1 第9回なくせじん肺全国キャラバン
1999	1・29 三池じん肺2陣提訴 4・22 伊王島最高裁判決 4・27 秩父じん肺地裁判決 5・28 北海道石炭じん肺地裁判決 7・7 米軍横須賀基地じん肺提訴	5・20 豊島公会堂全国総決起集会 9・30 第10回なくせじん肺全国キャラバン

2000	7・28 日鉄全国訴訟高裁判決	6・1 豊島公会堂全国総決起集会 10・1 第11回なくせじん肺全国キャラバン	1月 労働安全衛生規則改正により、管理2への健康管理手帳交付を追加 12月 ずい道等建設工事における粉じん対策に関するガイドライン通達
2001	2・15 東京地裁で全国トンネルゼネコン訴訟和解 5・14 日鉄全国訴訟最高裁不受理決定 7・19 筑豊じん肺高裁判決 10・23 秩父じん肺高裁判決 12・18 三池じん肺地裁判決	5・17 日本教育会館で根絶を目指す東京集会 9・14 筑豊を中心とした最高裁前ビラ配布。以後、判決まで毎月のビラ配り 10・1 第12回なくせじん肺全国キャラバン	
2002	3・4 三井松島じん肺提訴 3月 日鉄鉱業株主会結成、6月の株主総会に出席し、質問 6・7 三菱長船じん肺和解解決 8・1 三井関連訴訟終結共同宣言、三池和解解決 8・8 豊羽じん肺提訴 10・7 米軍横須賀基地じん肺地裁判決 11・22 国を被告としたトンネルじん肺根絶訴訟提訴（東京地裁、その後各地地裁に提訴）	3・6 千代田公会堂全国じん肺決起集会 10・1 第13回なくせじん肺全国キャラバン	

2003	5・27 米軍横須賀基地じん肺高裁判決	2・28 トンネル根絶総決起集会 9・16 第14回なくせじん肺全国キャラバン「じん肺根絶のために　私たちの提言」	4月 じん肺患者に現れた原発性肺がんをじん肺の合併症とするじん肺法施行規則改正
2004	4・27 筑豊じん肺最高裁判決 12・15 北海道石炭じん肺和解＋9名判決	10・1 第15回なくせじん肺全国キャラバン	
2005	4・27 西日本石炭じん肺訴訟を福岡地裁に提訴 7・14 北海道石炭最高裁不受理決定 7月 アスベスト被害クボタショック報道、アスベスト問題が広がる 12・13 三井松島じん肺地裁判決 12・28 豊羽じん肺和解	10・1 第16回なくせじん肺全国キャラバン 12月 トンネル根絶熊本1000人集会	4月 鉱山保安法施行規則粉じん関連規定改正
2006	3・20 三井松島終結共同宣言・和解解決 3・31 西日本石炭熊本第1次和解（以後順次） 4・19 西日本石炭福岡第1次和解（以後順次） 5・24 泉南アスベスト訴訟始まる 7・21 新北海道石炭第1次和解（以後順次） 国に対するトンネルじん肺根絶訴訟勝訴判決が6地裁で続く	10・1 第17回なくせじん肺全国キャラバン。 10月 柳田邦男の共同通信論説「国民のいのち優先を」が全国の地方紙に載る	

2007	3・27 トンネル根絶徳島地裁判決 3・30 トンネル根絶松山地裁判決 7・31 三菱長船2次訴訟判決 8・1 西日本石炭じん肺訴訟で国と日鉄鉱業に対する勝訴判決	10・1 第18回なくせじん肺全国キャラバン（以後、毎年10月に開催）	6・18 トンネル根絶代表団が安倍首相と面接、その後、厚労、国交、農林、防衛施設の各省庁と合意書 12月 トンネル工事での粉じんの測定を義務付ける粉じん障害防止規則改正
2008	4・1 三菱重工下関造船所じん肺提訴 5・16 首都圏建設アスベスト訴訟提訴		
2011	10・5 九州建設アスベスト訴訟提訴		
2014	1・10 築炉じん肺訴訟提訴		

日鉄鉱業関係の40の判決・決定一覧

長崎北松じん肺訴訟	1985年3月25日	1審判決	長崎地裁佐世保支部
	1989年3月31日	高裁判決	福岡高裁
	1994年2月22日	最高裁判決	最高裁
	1995年9月8日	差戻審判決	福岡高裁
東京松尾じん肺訴訟	1990年3月27日	1審判決	東京地裁
	1992年7月17日	高裁判決	東京高裁
	1994年3月22日	最高裁判決	最高裁
筑豊じん肺訴訟	1995年7月20日	1審判決	福岡地裁飯塚支部
	2001年7月19日	高裁判決	福岡高裁
	2004年4月27日	最高裁判決	最高裁
伊王島じん肺訴訟	1994年12月13日	1審判決	長崎地裁
	1996年7月31日	高裁判決	福岡高裁
	1999年4月22日	最高裁判決	最高裁
釜石鉱山じん肺訴訟	2001年3月30日	1審判決	盛岡地裁
	2003年1月20日	高裁判決	仙台高裁
	2004年6月8日	最高裁決定	最高裁
日鉄鉱業じん肺全国訴訟	1998年11月25日	1審判決	長崎地裁
	2000年7月28日	高裁判決	福岡高裁
	2001年5月14日	最高裁決定	最高裁
日鉄鉱業じん肺全国訴訟2次	2002年12月25日	1審判決	長崎地裁
	2004年7月28日	高裁判決	福岡高裁
	2005年2月22日	最高裁決定	最高裁
西日本石炭じん肺訴訟1次	2007年8月1日	1審判決	福岡地裁
	2008年3月17日	高裁判決	福岡高裁
	2009年4月29日	最高裁決定	最高裁
西日本石炭じん肺訴訟2次第1グループ	2008年9月24日	1審判決	福岡地裁
	2009年6月22日	高裁判決	福岡高裁
	2010年6月17日	最高裁決定	最高裁
西日本石炭じん肺訴訟2次第2グループ	2010年5月19日	1審判決	福岡地裁
	2011年1月31日	高裁判決	福岡高裁
	2012年3月1日	最高裁決定	最高裁
西日本石炭じん肺訴訟3次	2011年9月28日	1審判決	福岡地裁
	2012年3月12日	高裁判決	福岡高裁
	2013年2月28日	最高裁決定	最高裁
西日本石炭じん肺訴訟4次	2012年8月27日	1審判決	福岡地裁
	2013年2月18日	高裁判決	福岡高裁
	2013年11月7日	最高裁決定	最高裁
西日本石炭じん肺訴訟5次	2012年12月26日	1審判決	福岡地裁
	2013年7月17日	高裁判決	福岡高裁
	2014年6月24日	最高裁決定	最高裁

おわりに　受け継がれる闘い

北松じん肺訴訟の提訴から三十五年、今年（二〇一四年）も十月一日から「なくせじん肺全国キャラバン」が始まります。今年二十五回目を迎えるキャラバンのスタート地点は「北松の碑」。日本の西端の町から起こった運動が、今では日本全国の運動へと大きく育っています。

北松の誇り高い労働者が「使い捨てられてたまるか」と立ち上がったのが、一九七九（昭和五十四）年。労働者の肉体的・精神的苦痛、経済的損失を、他人の問題ではなく、自身や家族の問題と考え、これを繰り返してはならない、まず自分が闘わなければ同じ立場の労働者たちも同じように苦しむことになる、という思いからです。その思いに共感した弁護士、支援者が日鉄鉱業に闘いを挑みました。

以来十六年の北松じん肺訴訟の闘いは、多くの成果を上げました。まず、企業責任を認めさせ、揺るぎのないものにしました。次に、損害額、時効についての画期的な最高裁判断を引き出しました。しかしこの道は決して平坦ではありませんでした。裁判官の無理解により、損害額の切り縮めや時効による救済拒否という酷い目に遭いながらも、原告たちは諦めずに戦い続けたのです。

そして次の闘いの相手は国。北松の闘いに呼応した筑豊じん肺訴訟は、同じく「国の責任」を追及するトンネル訴訟と共闘することによって、後続の国賠訴訟に大きな影響を与えることになる「国の不作為」に対する国家賠償の道筋をつけました。日鉄鉱業という企業に対する闘いを軸に、労働者、弁護団、支援が三十五年間共闘して得られた成果と言えます。

管理区分認定については、呼吸器の専門で労働者災害に詳しい医師が、エックス線写真像による異常陰影の存在を指摘することにより、石炭じん肺の患者の管理区分認定、労災申請が認められるようになっていきました。また、原因は不明ですが、じん肺患者が罹患しやすい肺がんも、二〇〇三年に法定合併症に入れられ、労災補償の対象になりました。これも、長年のじん肺患者の努力、専門医の尽力の賜です。

さらに、じん肺は長期間を経て発症しますので、経過を十分観察し、対症療法を早く始める必要があります。それには、病気の認識と健康診断が欠かせません。「なくせじん肺」の運動によって健康管理手帳の配布の広範化を勝ち取ったことも大きな前進です。

しかし、いまだに二万人近くのじん肺有所見者がいて、毎年新たに五〇〇人を超える最重症患者が認定されているという現実もあります。

破壊された健康も失われた命も、どんな裁判をしても元に戻りません。ただ、この犠牲の上に利益を挙げた者にその損害を負担させることができれば、賠償コストを考えて事前に対策を講じさせられますし、労働者は生命・健康への配慮を受けられ、誇りを回復することができます。労災による損害賠償事件は、どの事件であれ、同じような側面を持っています。

働く者の闘いは、国への責任追及、責任企業への賠償請求の仕方をスライドさせながらも、こうやって受け継がれて続いていくのです。

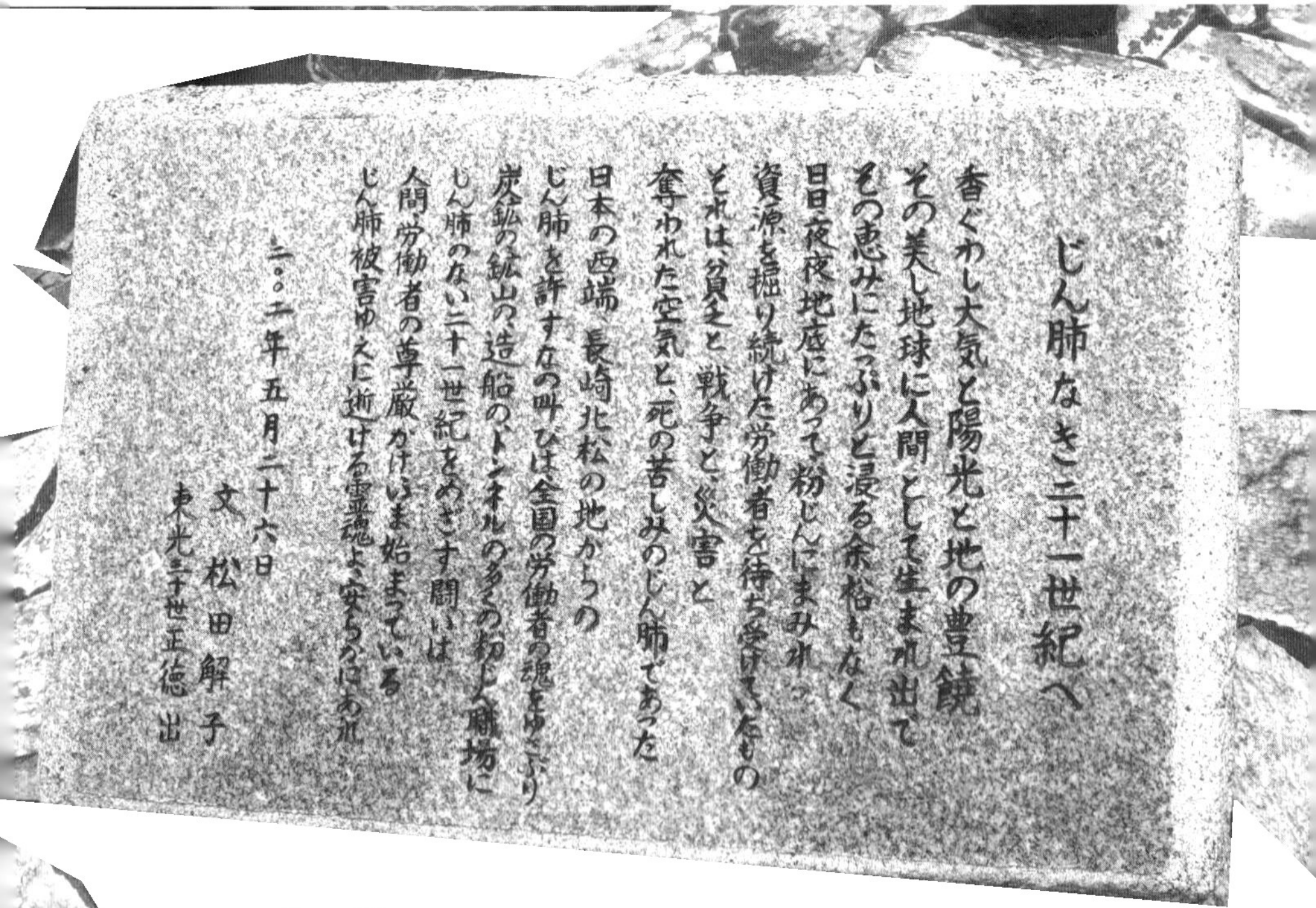
じん肺なき二十一世紀へ
香ぐわし大気と陽光と地の豊饒
その美しい地球に人間として生まれ出で
その恵みにたっぷりと浸る余裕もなく
日日夜夜地底にあって粉じんにまみれつつ
資源を掘り続けた労働者を待ち受けていたもの
それは貧乏と戦争と災害と
奪われた空気と死の苦しみのじん肺であった
日本の西端長崎北松の地からの
じん肺を許すなの叫びは全国の労働者の魂をゆさぶり
炭鉱の鉱山の造船のトンネルの多くの粉じん職場に
じん肺のない二十一世紀をめざす闘いは
人間労働者の尊厳かけいま始まっている
じん肺被害ゆえに逝ける霊魂よ安らかにあれ
二〇〇二年五月二十六日
文 松田解子
東光三十世正徳 出

執筆者一覧

はじめに
　岩城邦治（元北松・元筑豊・西日本石炭じん肺弁護団）
三十五年訴訟はこうして始まった
　岩城邦治
　小宮　学（元北松・元筑豊・西日本石炭じん肺弁護団）
　佐藤郁雄（労災職業病根絶伊王島の会代表幹事）
　原田直子（元北松・元筑豊・西日本石炭じん肺弁護団）
　深堀寿美（元筑豊・西日本石炭じん肺弁護団）
高石判決を乗り越える全国の闘い
　小宮　学
　佐藤郁雄
　原田直子
　山本一行（元北松・元筑豊・西日本石炭じん肺弁護団）
　山下登司夫（全国じん肺弁護団連絡会議）
じん肺運動の到達点
　岩城邦治
　小宮　学
新たな闘いの始まり
　伊黒忠昭（元筑豊・西日本石炭じん肺弁護団）
　中里研哉（全日本建設交運一般労働組合長崎県本部）
　兵頭充紀（西日本石炭じん肺弁護団）
　平川道治（全日本建設交運一般労働組合大牟田支部）
　深堀寿美
裁判に勝って南アフリカへ行こう！
　岩城邦治
じん肺訴訟と根絶の取り組みの歩み
　岩城邦治
おわりに
　深堀寿美

写真協力／鈴木和夫

なくせじん肺《ぱい》
日鉄鉱業《につてつこうぎょう》との35年《ねん》の闘《たたか》い

■

2014年10月1日　第1刷発行

■

編者　西日本石炭《にしにほんせきたん》じん肺弁護団《ぱいべんごだん》
発行者　西　俊明
発行所　有限会社海鳥社
〒812-0023　福岡市博多区奈良屋町13番4号
電話092(272)0120　FAX092(272)0121
印刷・製本　大村印刷株式会社
ISBN 978-4-87415-922-4
http://www.kaichosha-f.co.jp
［定価は表紙カバーに表示］